上手にとって健康に！

ビタミン・ミネラルがよくわかる本

監修
日本女子大学教授
五関正江

つちや書店

はじめに

「食」は命の源であり、生きていくには「食」は欠かせません。私たちが口にしている食べ物には、さまざまな栄養素が含まれています。栄養素は、それぞれの働きに応じて体内で役割を果たし、正常に機能させています。そのため、健康的に活動するためには、毎日の食事から必要量の栄養素を体内に取り入れる必要があります。具体的には、食品に含まれる、たんぱく質、脂質、炭水化物、ビタミン、ミネラルなどの栄養素をバランスよくとることが大切です。

その中でも、ビタミン・ミネラルは、体のさまざまな機能が連携し合って、スムーズに動かすために欠かせません。

ビタミン、ミネラルというと、「健康や美容によさそう」「果物や野菜に多い」というイメージだけで、具体的な働きを正しく理解している人は、あまり多くないかもしれません。ひと口にビタミン・ミネラルといっても、いろいろな種類があり、それぞれ働きも違います。本書では、その一つひとつの種類の特徴を、わかりやすく解説しています。

身近な食品の中に、どのようなビタミンやミネラルが含まれているのか、それらは体内でどのような作用をしているかなど、栄養素のパワーを知って味方にすることは、健康な体づくりに大いに役立ちます。また、正しい栄養素の知識を身につけることで、食生活への意識も変わるでしょう。

本書が、栄養素の知識を深める手助けとなり、読者の皆様の健康保持・増進や、疾病予防に役立つことを願っています。

日本女子大学 教授　五関 正江

この本の使い方

ビタミンやミネラルはどんな働きがあるか、どのくらい摂取すればいいか、足りない場合はどんな症状が現れるのかなどがひと目でわかるようになっています。

ビタミン・ミネラルの種類と働きについて

13種類のビタミンとミネラルについて、それぞれの働きや必要量、不足した場合、とりすぎた場合の症状や病気について詳しく解説しています。

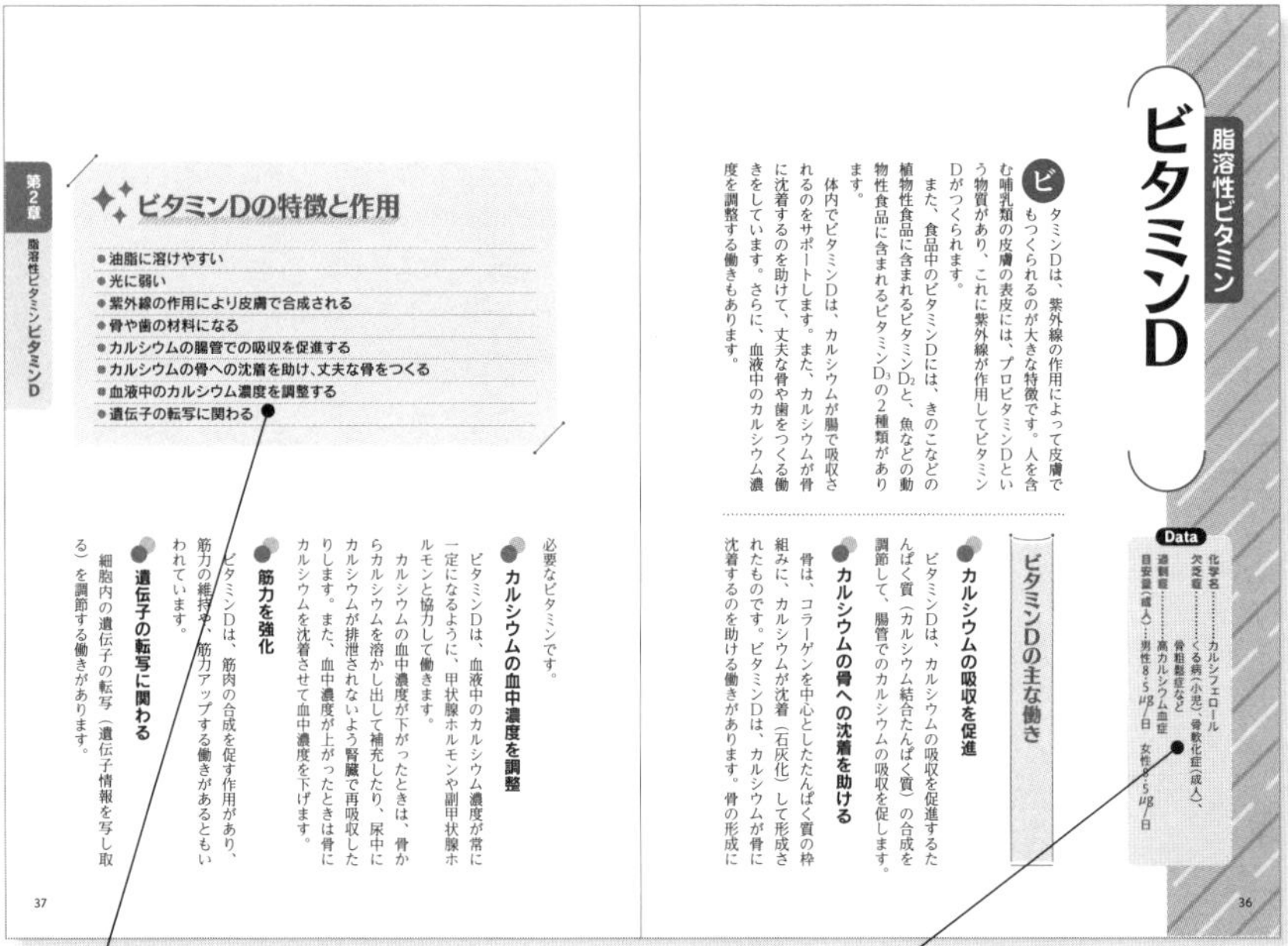

脂溶性ビタミン

ビタミンD

Data
化学名……カルシフェロール
欠乏症……くる病（小児）、骨軟化症（成人）、骨粗鬆症など
過剰症……高カルシウム血症
目安量（成人）…男性8.5μg/日　女性8.5μg/日

ビタミンDは、紫外線の作用によって皮膚でもつくられるのが大きな特徴です。人を含む哺乳類の皮膚の表皮には、プロビタミンDという物質があり、これに紫外線が作用してビタミンDがつくられます。

また、食品中のビタミンDには、きのこなどの植物性食品に含まれるビタミンD_2と、魚などの動物性食品に含まれるビタミンD_3の2種類があります。

体内でビタミンDは、カルシウムが腸で吸収されるのをサポートします。また、カルシウムが骨に沈着するのを助けて、丈夫な骨や歯をつくる働きをしています。さらに、血液中のカルシウム濃度を調整する働きもあります。

ビタミンDの主な働き

カルシウムの吸収を促進

ビタミンDは、カルシウムの吸収を促進するたんぱく質（カルシウム結合たんぱく質）の合成を調節して、腸管でのカルシウムの吸収を促します。

カルシウムの骨への沈着を助ける

骨は、コラーゲンを中心としたたんぱく質の枠組みに、カルシウムが沈着（石灰化）して形成されたものです。ビタミンDは、カルシウムが骨に沈着するのを助ける働きがあります。骨の形成に

36

第2章　脂溶性ビタミン　ビタミンD

ビタミンDの特徴と作用

- 油脂に溶けやすい
- 光に弱い
- 紫外線の作用により皮膚で合成される
- 骨や歯の材料になる
- カルシウムの腸管での吸収を促進する
- カルシウムの骨への沈着を助け、丈夫な骨をつくる
- 血液中のカルシウム濃度を調整する
- 遺伝子の転写に関わる

必要なビタミンです。

カルシウムの血中濃度を調整

ビタミンDは、血液中のカルシウム濃度が常に一定になるように、甲状腺ホルモンや副甲状腺ホルモンと協力して働きます。

カルシウムの血中濃度が下がったときは、骨からカルシウムを溶かし出して補充したり、尿中にカルシウムが排泄されないよう腎臓で再吸収したりします。また、血中濃度が上がったときは骨にカルシウムを沈着させて血中濃度を下げます。

筋力を強化

ビタミンDは、筋肉の合成を促す作用があり、筋力の維持や、筋力アップする働きがあるともいわれています。

遺伝子の転写に関わる

細胞内の遺伝子の転写（遺伝子情報を写し取る）を調節する働きがあります。

37

ビタミン・ミネラルの特徴と作用

水に溶けやすい、体内で合成される、抗酸化作用があるなど、それぞれの栄養素の特徴と作用を簡潔に記載しています。

Data

化学名または元素記号、欠乏症と過剰症の代表的な症例、「日本人の食事摂取基準（2020年版）」の成人男女の推奨量または目安量など基本となるデータを記載しています。

1日に必要なビタミン・ミネラルの量

ビタミン・ミネラルごとに「日本人の食事摂取基準（2020年版）」の指標を掲載しています。性別・年齢別に、必要なビタミン・ミネラルの量を示しているほか、妊婦・授乳婦の必要量や付加量についても掲載しています。

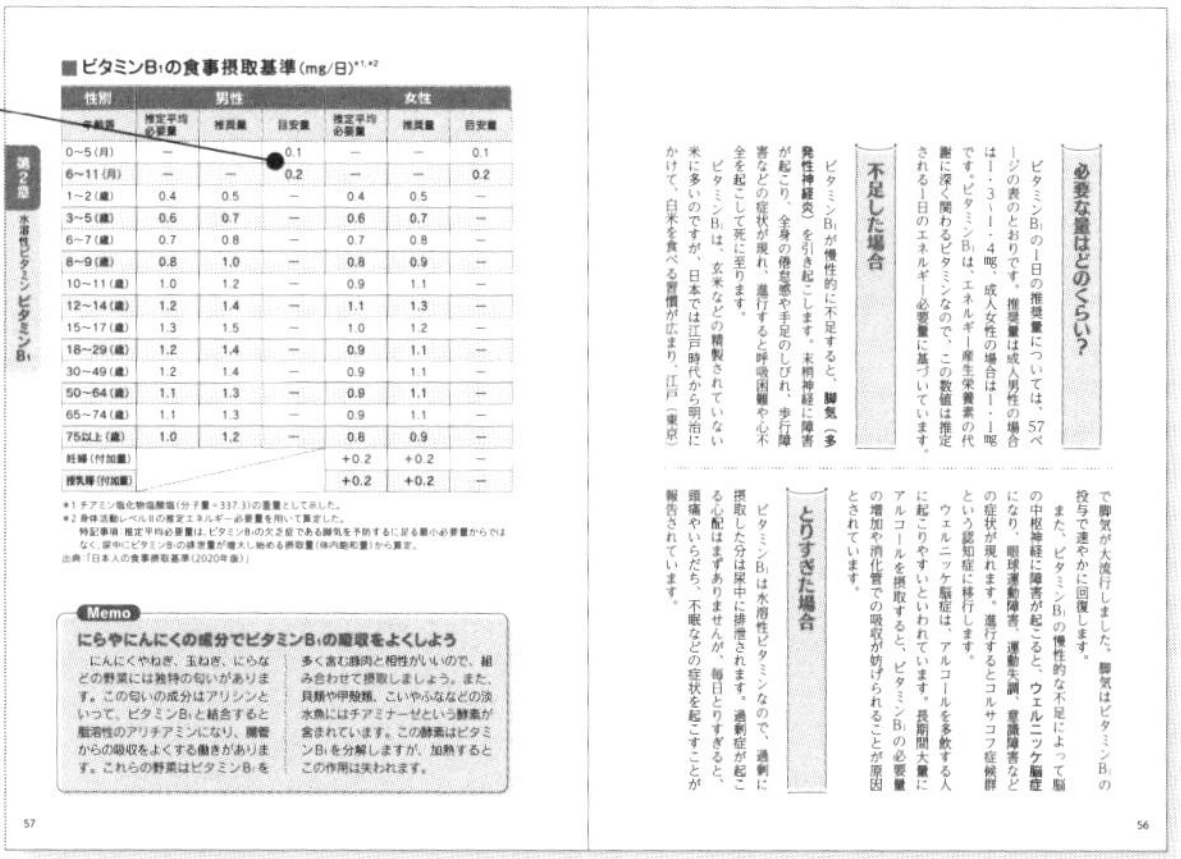

必要な量はどのくらい？

ビタミンB1の1日の推奨量については、57ページの表のとおりです。推奨量は成人男性の場合は1.3〜1.4mg、成人女性の場合は1.1mgです。ビタミンB1は、エネルギー産生栄養素の代謝に深く関わるビタミンなので、この数値は推定される1日のエネルギー必要量に基づいています。

不足した場合

ビタミンB1が慢性的に不足すると、**脚気（多発性神経炎）**を引き起こします。末梢神経に障害が起こり、全身の倦怠感や手足のしびれ、歩行障害などの症状が現れ、進行すると呼吸困難や心不全を起こして死に至ります。

ビタミンB1は、玄米などの精製されていない米に多いのですが、日本では江戸時代から明治にかけて、白米を食べる習慣が広まり、江戸（東京）で脚気が大流行しました。脚気はビタミンB1の投与で速やかに回復します。

また、ビタミンB1の慢性的な不足によって脳の中枢神経に障害が起こると、**ウェルニッケ脳症**になり、眼球運動障害、運動失調、意識障害などの症状が現れます。進行するとコルサコフ症候群という認知症に移行します。

ウェルニッケ脳症は、アルコールを多飲する人に起こりやすいといわれています。長期間大量にアルコールを摂取すると、ビタミンB1の必要量の増加や消化管での吸収が妨げられることが原因とされています。

とりすぎた場合

ビタミンB1は水溶性ビタミンなので、過剰に摂取した分は尿中に排泄されます。過剰症が起こる心配はまずありませんが、毎日とりすぎると、頭痛やいらだち、不眠などの症状を起こすことが報告されています。

56

第2章 水溶性ビタミン ビタミンB1

■ビタミンB1の食事摂取基準（mg/日）*1,*2

性別	男性			女性		
年齢等	推定平均必要量	推奨量	目安量	推定平均必要量	推奨量	目安量
0〜5（月）	—	—	0.1	—	—	0.1
6〜11（月）	—	—	0.2	—	—	0.2
1〜2（歳）	0.4	0.5	—	0.4	0.5	—
3〜5（歳）	0.6	0.7	—	0.6	0.7	—
6〜7（歳）	0.7	0.8	—	0.7	0.8	—
8〜9（歳）	0.8	1.0	—	0.8	0.9	—
10〜11（歳）	1.0	1.2	—	0.9	1.1	—
12〜14（歳）	1.2	1.4	—	1.1	1.3	—
15〜17（歳）	1.3	1.5	—	1.0	1.2	—
18〜29（歳）	1.2	1.4	—	0.9	1.1	—
30〜49（歳）	1.2	1.4	—	0.9	1.1	—
50〜64（歳）	1.1	1.3	—	0.9	1.1	—
65〜74（歳）	1.1	1.3	—	0.9	1.1	—
75以上（歳）	1.0	1.2	—	0.8	0.9	—
妊婦（付加量）				+0.2	+0.2	—
授乳婦（付加量）				+0.2	+0.2	—

*1 チアミン塩化物塩酸塩（分子量＝337.3）の重量として示した。
*2 身体活動レベルⅡの推定エネルギー必要量を用いて算定した。
特記事項：推定平均必要量は、ビタミンB1の欠乏症である脚気を予防するに足る最小必要量からではなく、尿中にビタミンB1の排泄量が増大し始める摂取量（体内飽和量）から算定。
出典：「日本人の食事摂取基準（2020年版）」

Memo
にらやにんにくの成分でビタミンB1の吸収をよくしよう

にんにくやねぎ、玉ねぎ、にらなどの野菜には独特の匂いがあります。この匂いの成分はアリシンといって、ビタミンB1と結合すると脂溶性のアリチアミンになり、腸管からの吸収をよくする働きがあります。これらの野菜はビタミンB1を多く含む豚肉と相性がいいので、組み合わせて摂取しましょう。また、貝類や甲殻類、こいやふななどの淡水魚にはチアミナーゼという酵素が含まれています。この酵素はビタミンB1を分解しますが、加熱するとこの作用は失われます。

57

ビタミン・ミネラルを多く含む食品

私たちがよく食べる食品の中で、各種のビタミン・ミネラルが多く含まれている食品を紹介しています。

- 成分値は「日本食品標準成分表2020年版（八訂）」から算出しています。
- 食品の重量は可食部（食品全体あるいは購入形態から廃棄部位を除いたもの）の重量で、とくに記載がない場合は生の重量です。
- 100g当たりの成分量と、1食分（正味）の使用量当たりの成分量を併記しています。

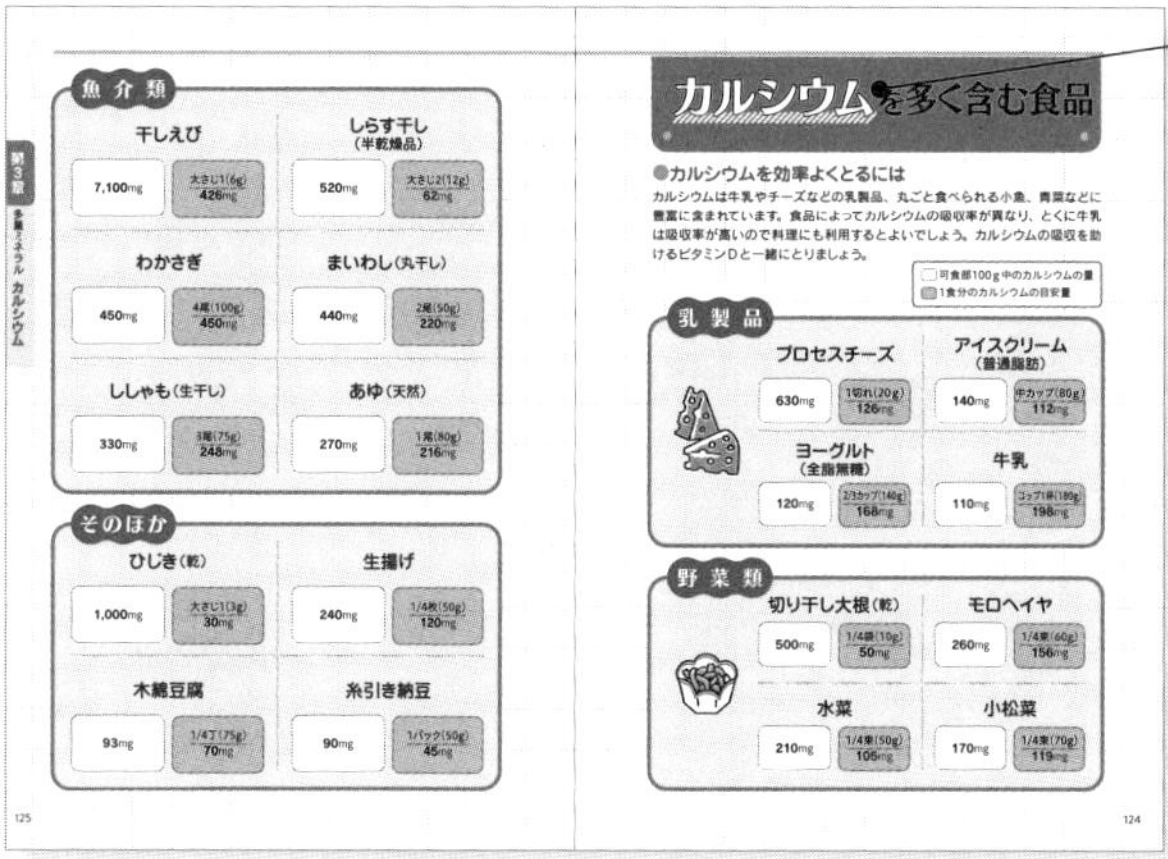

カルシウムを多く含む食品

●カルシウムを効率よくとるには
カルシウムは牛乳やチーズなどの乳製品、丸ごと食べられる小魚、青菜などに豊富に含まれています。食品によってカルシウムの吸収率が異なり、とくに牛乳は吸収率が高いので料理にも利用するとよいでしょう。カルシウムの吸収を助けるビタミンDと一緒にとりましょう。

□可食部100g中のカルシウムの量
■1食分のカルシウムの目安量

乳製品

食品	可食部100g中	1食分
プロセスチーズ	630mg	1切れ(20g) 126mg
アイスクリーム（普通脂肪）	140mg	中カップ(80g) 112mg
ヨーグルト（全脂無糖）	120mg	2/3カップ(140g) 168mg
牛乳	110mg	コップ1杯(180g) 198mg

野菜類

食品	可食部100g中	1食分
切り干し大根（乾）	500mg	1/4袋(10g) 50mg
モロヘイヤ	260mg	1/4束(60g) 156mg
水菜	210mg	1/4束(50g) 105mg
小松菜	170mg	1/4束(70g) 119mg

124

第3章 多量ミネラル カルシウム

魚介類

食品	可食部100g中	1食分
干しえび	7,100mg	大さじ1(6g) 426mg
しらす干し（半乾燥品）	520mg	大さじ2(12g) 62mg
わかさぎ	450mg	4尾(100g) 450mg
まいわし（丸干し）	440mg	2尾(50g) 220mg
ししゃも（生干し）	330mg	3尾(75g) 248mg
あゆ（天然）	270mg	1尾(80g) 216mg

そのほか

食品	可食部100g中	1食分
ひじき（乾）	1,000mg	大さじ1(3g) 30mg
生揚げ	240mg	1/4枚(50g) 120mg
木綿豆腐	93mg	1/4丁(75g) 70mg
糸引き納豆	90mg	1パック(50g) 45mg

125

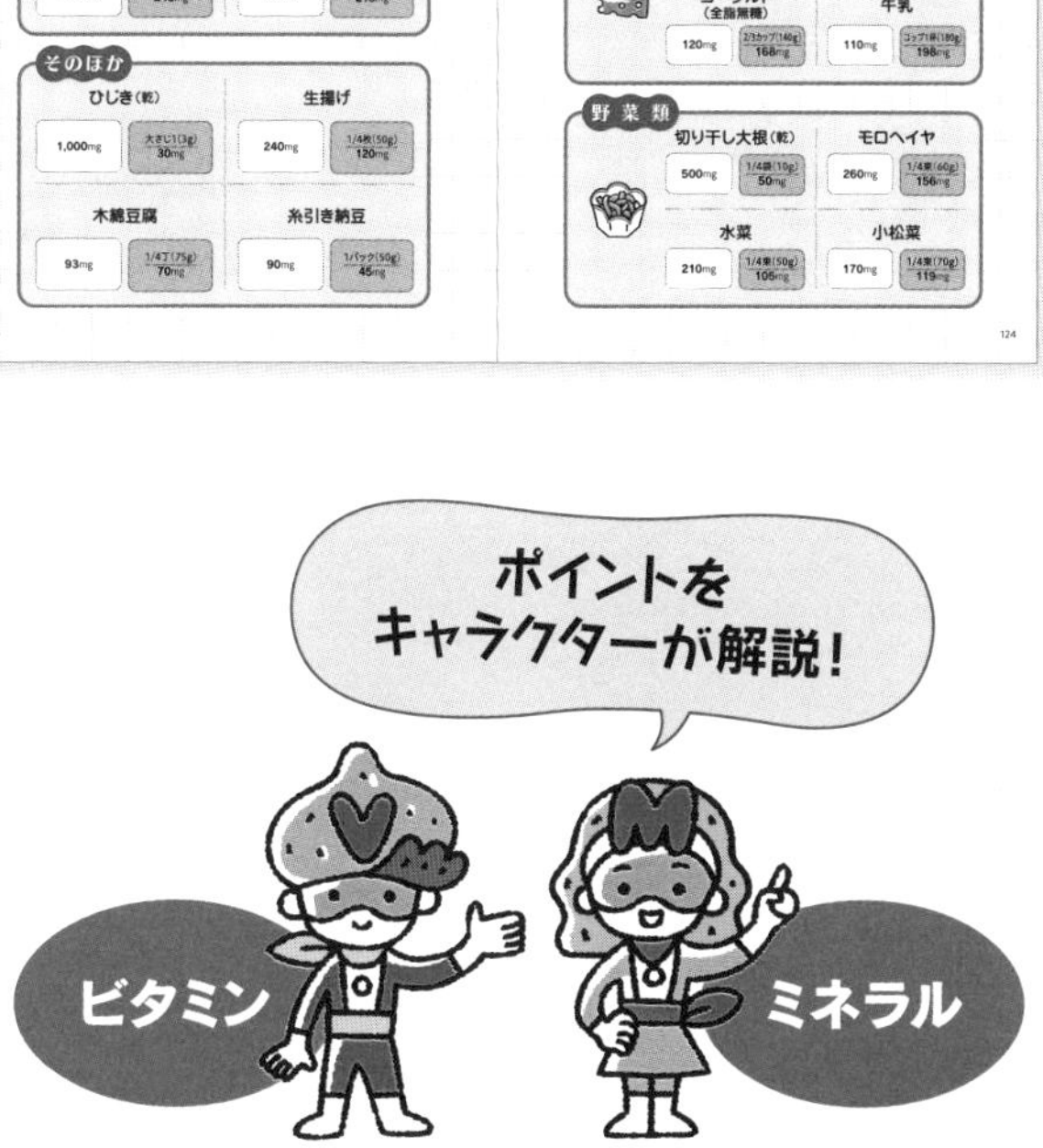

Vitamin Mineral

もくじ

Contents

第2章 ビタミンの種類と働き

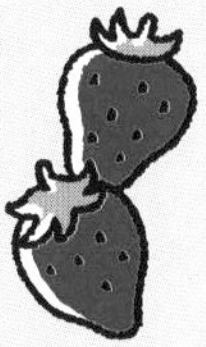

第3章 ミネラルの種類と働き

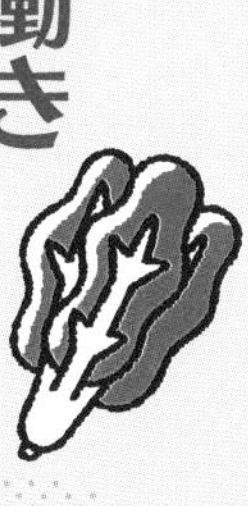

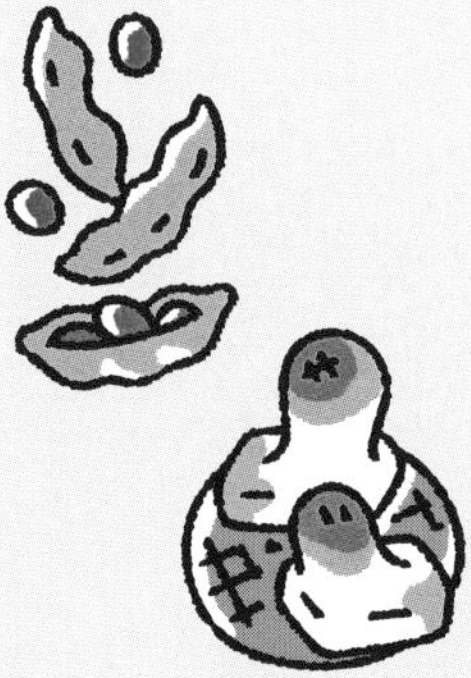

第4章 病気や不調とビタミン・ミネラルの関係

第5章 もっと知りたいビタミン・ミネラルQ&A

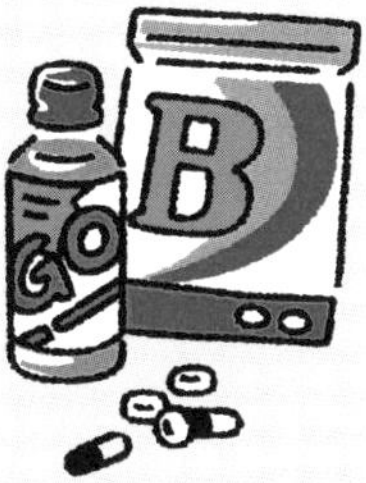

付録 ライフステージ別・栄養と食事

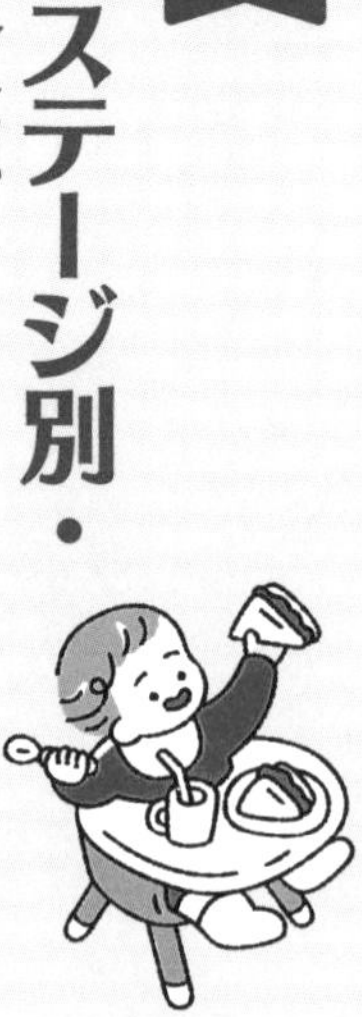

第1章

ビタミン・ミネラルの基礎知識

ビタミン・ミネラルの特徴や
日本人が不足しているビタミンやミネラルなど、
まず基本的なことを知っておきましょう。

ビタミン、ミネラルとは

体の調子を整える重要な栄養素

私たちの体をつくり、健康維持に必要な栄養素は、炭水化物、たんぱく質、脂質、ビタミン、ミネラルなどです。これらの栄養素は、いろいろな食品にさまざまな形で含まれ、それぞれが相互に関わり合っています。

ビタミンやミネラルは、3大栄養素といわれる炭水化物、たんぱく質、脂質のようなエネルギーを生み出す栄養素（エネルギー産生栄養素）ではありません。しかし、私たちが生きていくために必要な代謝（食べ物を消化、エネルギーをつくり出す、骨や細胞を新しく入れ替えるといった、生体内で起こるさまざまな化学反応）を助け、ほかの栄養素がスムーズに作用するように、体内の生理作用を調節して、体の調子を整えるという重要な役割を担っています。

体が正常に機能するために不可欠

ビタミンやミネラルは、私たちが生きていくために必要な生理機能（呼吸、消化、代謝、排泄、血液循環、体温調節など）の維持・コントロールをするのに必要な栄養素です。また、一部のミネラルは、脂質やたんぱく質とともに、骨や歯、血液、筋肉など、体の構成成分にもなります。

ビタミン、ミネラルともに1日に必要とする量はわずかですが、不足すると体の機能に支障をきたし、体にさまざまな不調が起こってきます。

■栄養素の種類と働き

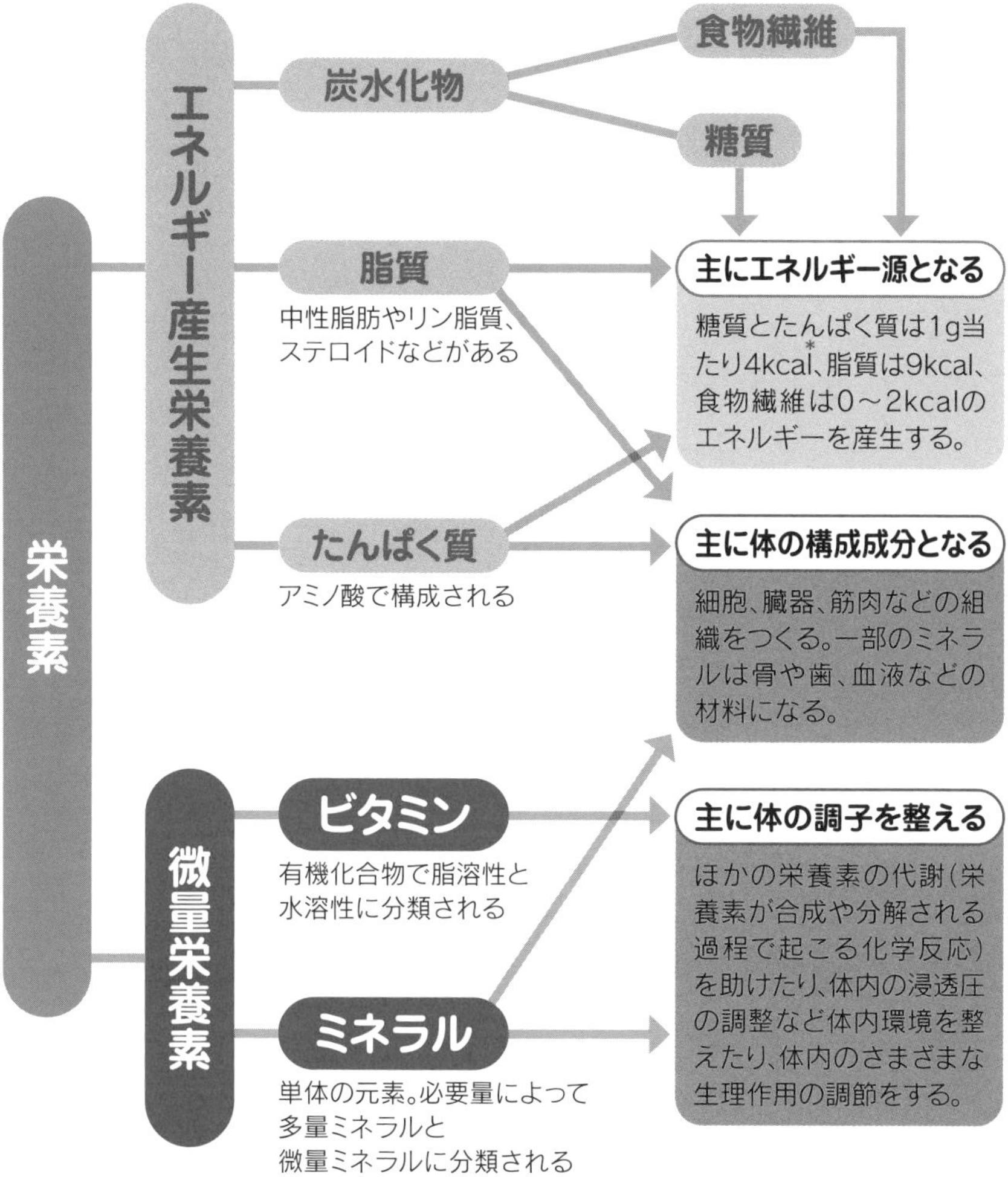
栄養素
エネルギー産生栄養素
炭水化物
食物繊維
糖質
脂質
中性脂肪やリン脂質、ステロイドなどがある
たんぱく質
アミノ酸で構成される
微量栄養素
ビタミン
有機化合物で脂溶性と水溶性に分類される
ミネラル
単体の元素。必要量によって多量ミネラルと微量ミネラルに分類される
主にエネルギー源となる
糖質とたんぱく質は1g当たり4kcal*、脂質は9kcal、食物繊維は0～2kcalのエネルギーを産生する。
主に体の構成成分となる
細胞、臓器、筋肉などの組織をつくる。一部のミネラルは骨や歯、血液などの材料になる。
主に体の調子を整える
ほかの栄養素の代謝(栄養素が合成や分解される過程で起こる化学反応)を助けたり、体内の浸透圧の調整など体内環境を整えたり、体内のさまざまな生理作用の調節をする。

ビタミンやミネラルの必要量は、ミリグラム(mg)やマイクログラム*(μg)で表記されます。わずかな量だけど、体に不可欠な栄養素です

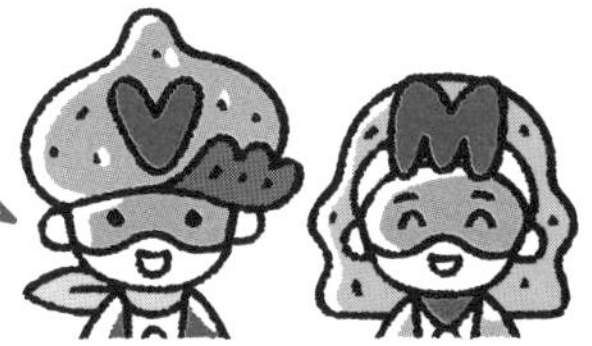

＊kcal(キロカロリー)：熱量(エネルギー)を表す単位。
＊マイクログラム(μg)：1 mgの1000分の1。

ビタミンの特徴

ビタミンの語源はラテン語の「生命」

ビタミンの語源は、生命を意味するラテン語「vita」と生命維持に必要な物質アミン類「amine」を合わせた言葉です。ビタミンはこれまでに数多く発見されており、名前のアルファベット順は、ほぼ発見された順を表しています。

ビタミンには脂溶性と水溶性がある

現在、ビタミンは13種類あり、油脂に溶けやすい脂溶性ビタミンと、水に溶けやすい水溶性ビタミンに分けられます。脂溶性ビタミンは、A・D・E・Kの4種類で、水溶性ビタミンはB群（B_1・B_2・ナイアシン・B_6・B_{12}・葉酸・パントテン酸・ビオチン）とCの9種類です。

脂溶性ビタミンは、肝臓などに貯蔵されるので不足しにくいものの、大量にとると過剰症が起こりやすくなります。一方、水溶性ビタミンは尿中に排泄されやすいため、過剰症より欠乏症が起こりやすくなります。

補酵素として酵素の働きを助ける

ビタミンは、生きていくために必要な代謝を円滑に進める〝潤滑油〟です。代謝とは、私たちの体内で起こる化学反応のこと。食べ物を消化したり、体を動かすエネルギーを再生したり、骨や筋肉、細胞を新しく入れ替えたりといったもので、体内ではさまざまな化学反応が起きてきます。ビ

ビタミンの種類

脂溶性ビタミン

ビタミンA　ビタミンD　ビタミンE　ビタミンK

水溶性ビタミン

ビタミンB_1　ビタミンB_2　ナイアシン　ビタミンB_6
ビタミンB_{12}　葉酸　パントテン酸　ビオチン
ビタミンC

ビタミンの特徴的な働き

1	2	3	4
補酵素として代謝を助ける	ビタミン欠乏症の予防改善	抗酸化作用で生活習慣病を防ぐ	ホルモン様作用でカルシウムの吸収を高める

タミンは、これらがスムーズに行われるように、〝補酵素〟として、代謝に関わる酵素の働きを助けているのです。酵素とは、体内で起こる化学反応において触媒の働きをするたんぱく質のことで、補酵素は酵素に結合して、その働きをサポートします。ビタミンの中でもビタミンB_1やB_2、ナイアシンは、エネルギー代謝の過程で、補酵素として関わっています。

また、ビタミンの一つである葉酸は、DNAなどの核酸をつくる酵素の補酵素として働きます。

体内で合成されるビタミンもある

ビタミンは、体内でほとんどつくられませんが、ビタミンK、ビタミンB_1、ビタミンB_2、ナイアシン、ビタミンB_6、ビタミンB_{12}、葉酸、パントテン酸、ビオチンは、腸内細菌によって体内でつくられます（合成）。とはいえ、その量は必要量を満たすほどではないため、食品から摂取する必要があります。また、ビタミンDは紫外線の作用によって、皮膚でもつくることができます。

ミネラルの特徴

ミネラルは体の成分の約4％

人の体を構成する元素は、多いものから順に酸素、炭素、水素、窒素で、この4種類で全体の約96％を占めています。ミネラルとは、残りの約4％の元素のことです。ミネラルは英語の「ｍｉｎｅ（鉱山、鉱石）」が語源になっており、「無機質」「灰分《かいぶん》」などとも呼ばれます。

多量ミネラルと微量ミネラル

人の体に欠かせない16種類のミネラルを必須ミネラルといい、1日の必要量が100㎎以上のものを「多量ミネラル」、100㎎未満のものを「微量ミネラル」と分類しています。

多量ミネラルに該当するのは、ナトリウム、カリウム、カルシウム、マグネシウム、リン、硫黄、塩素。微量ミネラルは鉄、亜鉛、銅、マンガン、ヨウ素、セレン、クロム、モリブデン、コバルトです（硫黄、塩素、コバルトは「日本人の食事摂取基準（2020年版）」に収載されていません）。

体の構成成分や機能の調節に働く

ミネラルは、体の構成成分として重要な役割を担っています。また、体の機能を調節する働きがあります。

たとえば、カルシウムやリン、マグネシウムなどは骨や歯の構成成分であり、硫黄は皮膚や髪、爪の成分です。鉄は、たんぱく質と結合して赤血

ミネラルの種類

多量ミネラル

ナトリウム	カリウム	カルシウム	マグネシウム
リン	硫黄	塩素	

微量ミネラル

鉄	亜鉛	銅	マンガン
ヨウ素	セレン	クロム	モリブデン
コバルト			

ミネラルの特徴的な働き

1	2	3	4
体の構成成分になる	体液の浸透圧やpH値を調整する	神経や筋肉の働きを調節する	酵素の働きを助ける

球の成分になります。ナトリウムやカリウムは、体液の浸透圧（細胞膜などの半透膜を通して浸透しようとする圧力）の調節など、細胞の機能の維持に働きます。

さらに、カルシウムやマグネシウムは、筋肉の収縮や弛緩にも関わっています。

互いに影響し合うミネラルも

ミネラルの中には、拮抗作用（反対の作用を持ち、互いに対抗して働くこと）があり、相互に影響し合うものもあります。たとえば、ナトリウムとカリウムは細胞の外液と内液にそれぞれ多く含まれ、体液のバランスを保つことで一定の浸透圧を維持しています。

体内で合成することができない

ミネラルは体内で必要量を合成することができません。食事からとるミネラルが不足したり過剰になったりする状態が続くと、それぞれのミネラルの欠乏症や過剰症が現れることがあります。

必要な量はどのくらい？

基本は「日本人の食事摂取基準」

ビタミン・ミネラルの必要量の指標となるのが、厚生労働省から発表されている「日本人の食事摂取基準（2020年版）」です。

日本人の食事摂取基準は、国民の健康状態を増進させ、生活習慣病の発症および重症化の予防を目的に定められたもので、エネルギーや栄養素の1日あたりの摂取基準を、年代や性別ごとに示しています。5年ごとに改定が行われ、最新の2020年版は、令和2（2020）年度から令和6（2024）年度までが対象です。本書では2～3章で摂取基準について詳しく紹介していきます。まず、その見方を知っておきましょう。

とりすぎによる過剰症に注意

ビタミンやミネラルは体内でほとんどつくられないため、食事からとる必要があります。

通常の食生活では、とりすぎても水溶性ビタミンなら排泄されるため、とりすぎによる過剰症の心配はほとんどありません。

しかし、脂溶性ビタミンやミネラルを、サプリメントで大量にとった場合、体内に蓄積されて過剰症を起こすことがあります。サプリメントは、特定の栄養成分を凝縮したものだからです。とくにミネラルのサプリメントの場合、その適正な量と毒性をあらわす量との幅が狭いので注意が必要です。

■ビタミン・ミネラルの指標があるもの（1歳以上）

○印がないものは指標がありません。具体的な数値は各ページを参照してください。
（一部の年齢区分についてだけ設定した場合も含む）。

			推定平均必要量	推奨量	目安量	耐容上限量	目標量
ビタミン	脂溶性	ビタミンA▶P33	○	○		○	
		ビタミンD▶P39			○	○	
		ビタミンE▶P45			○	○	
		ビタミンK▶P51			○		
	水溶性	ビタミンB$_1$▶P57	○	○			
		ビタミンB$_2$▶P63	○	○			
		ナイアシン▶P69	○	○		○	
		ビタミンB$_6$▶P75	○	○		○	
		ビタミンB$_{12}$▶P81	○	○			
		葉酸▶P87	○	○		○*1	
		パントテン酸▶P91			○		
		ビオチン▶P95			○		
		ビタミンC▶P101	○	○			
ミネラル	多量	ナトリウム▶P111	○				○
		カリウム▶P117			○		○
		カルシウム▶P123	○	○		○	
		マグネシウム▶P129	○	○		○*1	
		リン▶P135			○	○	
	微量	鉄▶P141	○	○		○	
		亜鉛▶P147	○	○		○	
		銅▶P153	○	○		○	
		マンガン▶P159			○	○	
		ヨウ素▶P165	○	○		○	
		セレン▶P169	○	○		○	
		クロム▶P173			○	○	
		モリブデン▶P177	○	○		○	

＊1 通常の食品以外の食品からの摂取について定めた。
出典：厚生労働省「日本人の食事摂取基準（2020年版）」

推定平均必要量…ある特定の集団の人の半数が、必要量を満たすと推定される摂取量
推奨量……………ある特定の集団のほとんど（97～98%）の人が必要量を満たすと推定される摂取量
目安量……………ある一定の栄養状態を維持するために、十分だと推定される摂取量
耐容上限量………健康障害をもたらすリスクがないとみなされる習慣的な摂取量の上限
目標量……………生活習慣病を予防することを目的としたときの摂取量

不足しているビタミンは？

日本人の多くがビタミンD不足

日本人に不足しがちなビタミンは、A・D・B_1・B_2・Cです（21ページ上グラフ参照）。

その中でも、とくにカルシウムの腸管での吸収を促進し、骨の形成を助ける働きをするビタミンDの不足がとりわけ目立ち、近年問題視されています。というのも、ビタミンDの不足状態が長く続くと、骨粗鬆症《こつそしょうしょう》を招き要介護状態になるリスク、感染症などさまざまな疾患リスクを高めることがわかってきているからです。

そのため、ビタミンDを多く含む魚の摂取や、日光浴（紫外線により体内で生成されるため）での不足解消が推奨されています。

若い女性のビタミンA不足が目立つ

「国民健康・栄養調査（令和元年）」の20～30代の1日の野菜摂取量の平均値をみると、20代は男性233g、女性は212・1g、30代は男性258・9g、女性は223・2gでした。

ビタミンAの成人の推奨量は、1日当たり男性850～900μgRAE*、女性650～700μgRAEですが、実際の摂取量をみると、全年代で不足しています（21ページ下グラフ参照）。とくに20代女性の摂取量は、推奨量の半分以下です。野菜はビタミンやミネラル、食物繊維などを豊富に含んでいるので、成人の場合1日350g以上摂取することを目指すとよいでしょう。

＊μgRAE：レチノール活性当量。ビタミンAの効力をレチノールに換算して表したもの。μg（マイクログラム）は1mgの1,000分の1。

■食事摂取基準に対するビタミンの摂取量の割合

食事摂取基準を100としたとき（40～49歳）

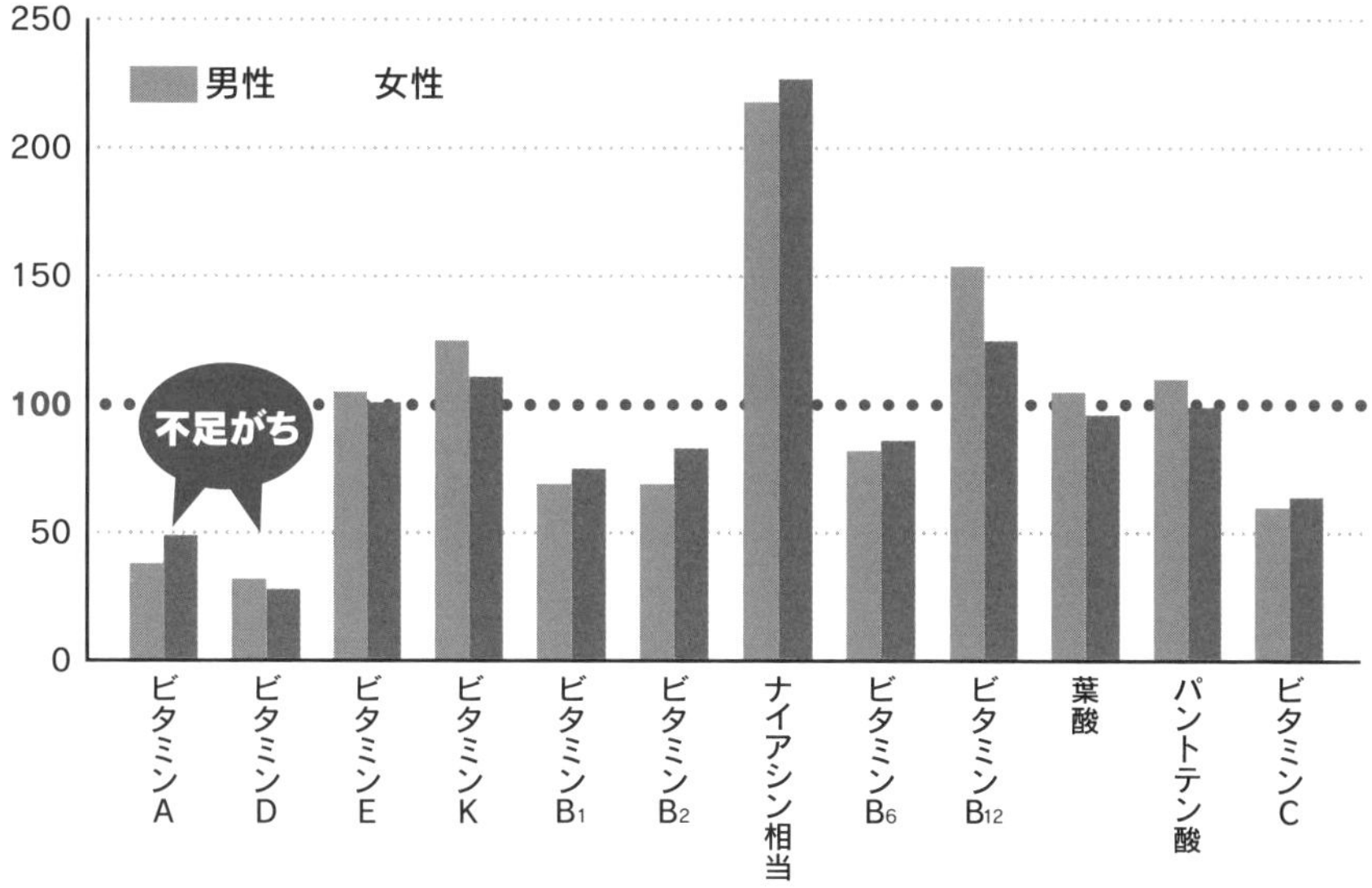

出典：「日本人の食事摂取基準（2020年版）」の推奨量または目安量。「国民健康・栄養調査（令和元年）」の中央値をもとに作成

■日本人のビタミンA摂取量

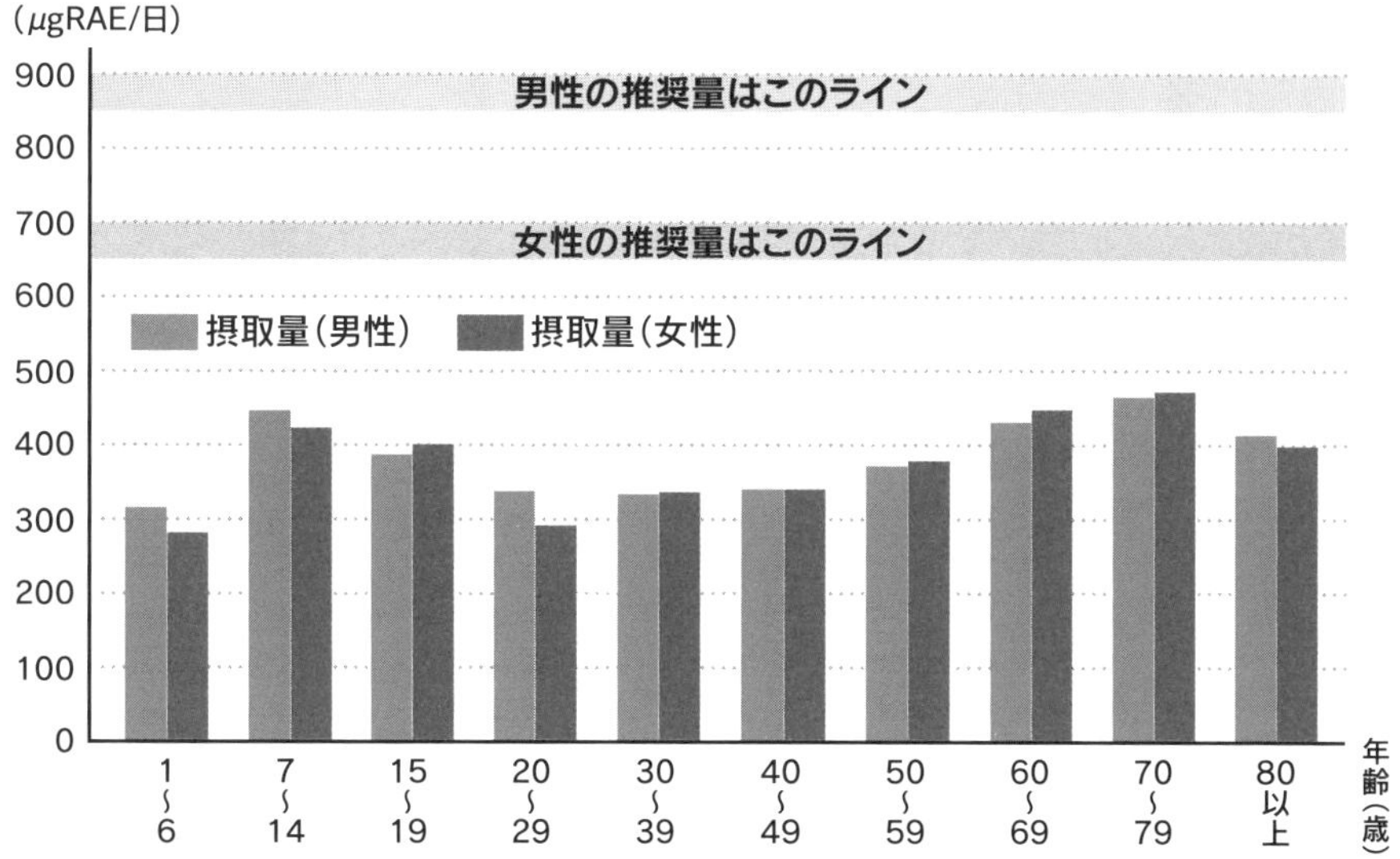

出典：「国民健康・栄養調査（令和元年）」の中央値をもとに作成

不足しているミネラルは？

最も不足しているのはカルシウム

ミネラルの中でも、日本人に不足しているのはカルシウムです（23ページ上グラフ参照）。

カルシウムは、骨や歯の構成成分として必要な栄養素ですが、体内への吸収率があまりよくありません。そのため、意識してカルシウムを含む食品をとる必要があります。とくにカルシウムは成長期、骨に多くとり込まれ、骨密度の増加に寄与するので、10～20歳代はしっかりとって蓄えることが大切です。無理なダイエットはカルシウム不足に陥るので要注意。高齢期においても、カルシウム不足は骨密度の低下につながるので、カルシウムを含む食品を積極的にとるようにしましょう。

女性の多くは鉄が足りていない

微量ミネラルの不足でもっとも注意したいのは鉄です。鉄が不足すると赤血球がうまくつくられず、貧血を招きます。

鉄の推奨量は、成人男性で1日7・5㎎、成人女性（月経あり）で1日10・5～11㎎です。実際の摂取量（23ページ下グラフ参照）をみると、20～59歳の成人男性は推奨量よりやや少なく、女性（月経あり）は推奨量に全く届いていません。

一方、ナトリウムはとりすぎると生活習慣病につながる心配があります。また、リンは加工食品に多く含まれ摂取する機会が多いので、とりすぎに注意が必要です。

■食事摂取基準に対するミネラルの摂取量の割合

食事摂取基準を100としたとき（40〜49歳）

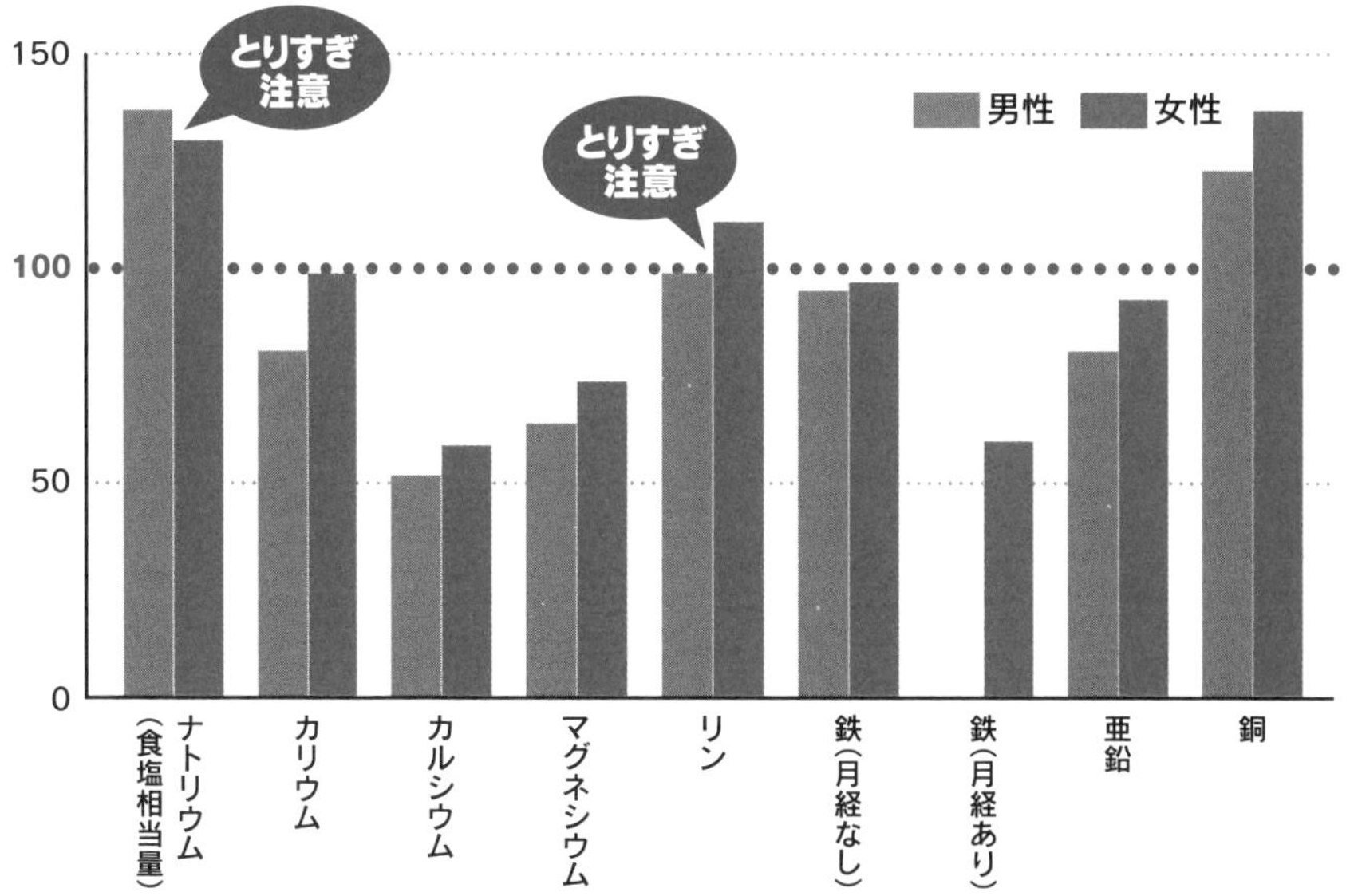

出典：食塩相当量は目標量、そのほかは推奨量または目安量。「国民健康・栄養調査（令和元年）」の中央値をもとに作成

＊食塩相当量：ナトリウム量を食塩の値に換算した量

■日本人の鉄の摂取量

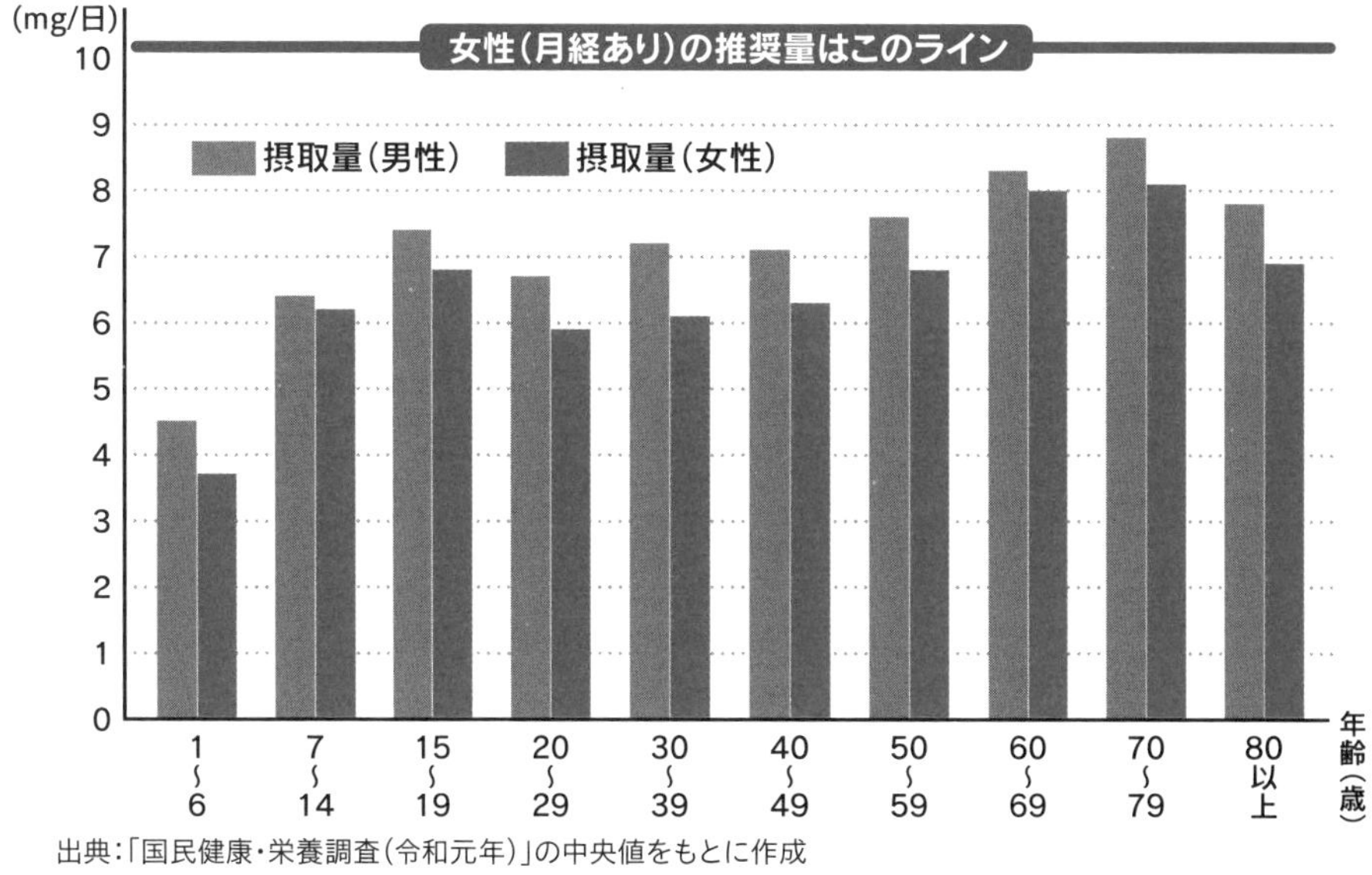

出典：「国民健康・栄養調査（令和元年）」の中央値をもとに作成

上手にとるコツは？

栄養バランスのよい食事が基本

ビタミンやミネラルの不足を補うには、それらを多く含む食品を積極的にとることが必要ですが、普段の食事で基本となるのは、栄養バランスのよい食事です。体に必要な栄養素は、いろいろな種類の食品にさまざまな形で含まれているため、多種類の食品を食べることが、栄養バランスのよい食事になり、結果的にビタミンやミネラルも過不足なくとることができるのです。

さらに、規則正しく食べることも大切です。朝食を抜くなどして食事の回数が減ると、食べる食品の種類も量も減るため、必要な栄養素をとりにくくなるからです。

ビタミン、ミネラルを意識した献立づくり

ビタミン、ミネラルは野菜や海藻などに多く含まれているので、副菜や汁物に取り入れるのがポイントです。

また、主食を玄米や全粒粉を使ったパンやめん類にすると、精製されたものにするより、ビタミンやミネラルを多くとることができます。

調理法で気をつけたいのは、加熱によるビタミンの損失です。とくに水溶性ビタミンは、水に溶けやすく、熱に弱いので、調理中にかなり失われてしまいます。おひたしなどで必要量を満たすには多めに食べるようにします。なお、脂溶性ビタミンは、油と一緒にとると吸収率がアップします。

栄養バランスのよい献立

副菜

野菜やいも、きのこ、海藻などを使ったサブのおかず。**ビタミン**、**ミネラル**、食物繊維の供給源。1日に小鉢の量で5〜6品をとるのが目安。

主菜

肉、魚介、卵、大豆製品などを使ったメインのおかず。主にたんぱく質の供給源です。

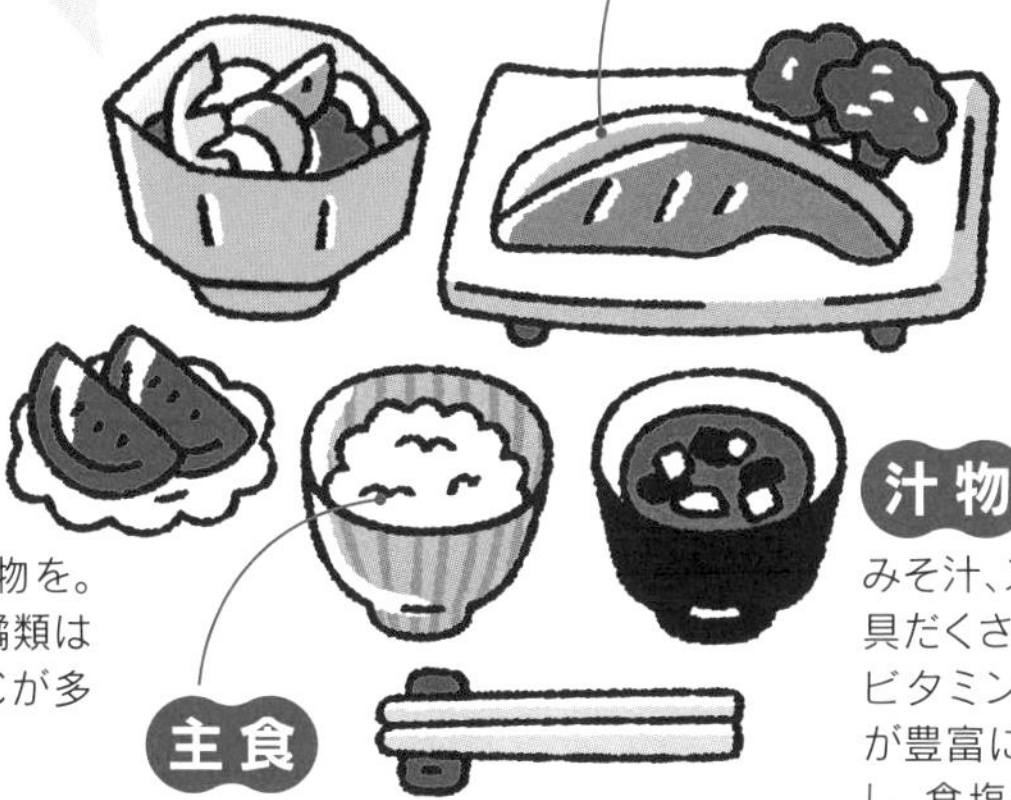

果物

適量の果物を。とくに柑橘類はビタミンCが多くとれる。

主食

ごはん、パン、めんなど。炭水化物の供給源。

汁物

みそ汁、スープなど。具だくさんにするとビタミン・ミネラルが豊富になる。ただし、食塩のとりすぎに注意。

ミネラルはバランスを考えてとる

ミネラルには、ナトリウムとカリウム、カルシウムとマグネシウムのように、2つのミネラルが、互いにバランスをとりながら体の機能を調節している組み合わせがあります。どちらか一方が多すぎたり足りなかったりするとバランスが崩れ、体の機能の調節がうまくいかなくなるため、バランスよく摂取する必要があります。

カルシウムと鉄は積極的にとる

ミネラルの中でも、カルシウムは意識してとらないと不足しがちになります。カルシウムを多く含む牛乳・乳製品、大豆製品、緑黄色野菜、丸ごと食べられる小魚などをとるように心がけましょう。

また、月経のある女性は鉄が不足しがちです。鉄が多く含まれる赤身の魚や肉などを積極的にとりましょう。ほうれん草や大豆などに含まれる鉄は、ビタミンCを含む食品と一緒にとると吸収率がアップします。

Column

「日本食品標準成分表」とは

「日本食品標準成分表」には、私たちが日常摂取する食品の標準的な成分値が収載されています。学校や病院の給食のほか、研究機関、一般家庭などで広く利用されることを目的に、文部省（現文部科学省）の科学技術・学術審議会資源調査会[*1]が作成し、昭和25年（1950年）の初公表以来、改訂が重ねられてきました。最新版は令和2年に改訂された「日本食品標準成分表2020年版（八訂）」（以下、「食品成分表」）で、調理済み食品なども合わせ、2,478食品を収載しています。

食品成分表では、各食品の「可食部（食品全体あるいは購入形態から廃棄部位を除いたもの）100g当たり」に含まれているエネルギーや各種成分の含有量を示しています。

ビタミンAとビタミンEは、食品成分表では成分項目を下記のように分類し、それぞれの値が掲載されています。

ビタミンA	レチノール
	α-カロテン
	β-カロテン
	β-クリプトキサンチン
	β-カロテン当量[*2]
	レチノール活性当量[*3]

ビタミンE	α-トコフェロール[*3]
	β-トコフェロール
	γ-トコフェロール
	δ-トコフェロール

＊1 2001年からは資源調査分科会が作成
＊2 β-カロテン当量：プロビタミンAとしてのカロテンの効力
＊3「日本人の食事摂取基準（2020年版）」に対応する項目

第2章

ビタミンの種類と働き

代謝を助ける13種類のビタミンの働きや
必要な量、不足した場合やとりすぎた場合の
症状などを紹介します。

ビタミンの種類

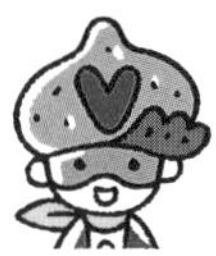

脂溶性・水溶性ビタミンに分けられる

ビタミンは、油脂に溶ける脂溶性ビタミンと、水に溶ける水溶性ビタミンの2つに分類することができます。「日本人の食事摂取基準（2020年版）」では、脂溶性ビタミン4種類、水溶性ビタミン9種類について基準値が定められています。

脂溶性ビタミンは摂取したあと、主に肝臓に蓄えられ、排泄されにくいのが特徴です。欠乏症にはなりにくいですが、多くとると過剰症が起きやすくなります。サプリメントは成分が凝縮されているので、摂取時は用量を守ることが大切です。

これに対し、水溶性ビタミンは摂取したあと、使われなかった分は数時間で尿として排泄されます。常に必要量を摂取しなければならないので、過剰症は少ないですが、逆に欠乏症が起こりやすいという特徴があります。

調理法や保存法に工夫が必要

ビタミンの種類によって、吸収率を高める調理法は異なります。脂溶性ビタミンは、炒めるなど油脂と一緒にとると吸収率が高くなります。水溶性ビタミンは、煮たりゆでたりすることにより損失しやすいので、蒸し料理や電子レンジを使った調理法にすると、残存率が高くなります。また、ビタミンの中には光にさらされると分解されやすいものもあります。その場合は冷暗所などに貯蔵しましょう。

■ビタミンの種類と主な働き

分類		名称	主な働き	
脂溶性ビタミン		ビタミンA	暗いところで視力を保つ物質（ロドプシン）の成分になる／皮膚や粘膜の機能を正常に保つ	▶P30
脂溶性ビタミン		ビタミンD	カルシウムの腸管での吸収を促す／血液中のカルシウム濃度の調節に関わる	▶P36
脂溶性ビタミン		ビタミンE	抗酸化作用があり、過酸化物質の生成を防いで細胞を守る	▶P42
脂溶性ビタミン		ビタミンK	血液凝固に関わり止血を促す／骨の形成に関わる	▶P48
水溶性ビタミン	ビタミンB群	ビタミンB_1	エネルギー代謝（とくに糖質）に関わる／皮膚や粘膜の機能を正常に保つ	▶P54
水溶性ビタミン	ビタミンB群	ビタミンB_2	エネルギー代謝（とくに脂質）に関わる／皮膚や粘膜の機能を正常に保つ	▶P60
水溶性ビタミン	ビタミンB群	ナイアシン	エネルギー代謝に関わる／多くの酸化還元反応に関わる	▶P66
水溶性ビタミン	ビタミンB群	ビタミンB_6	エネルギー代謝（とくにたんぱく質、アミノ酸）に関わる／皮膚や粘膜の機能を正常に保つ	▶P72
水溶性ビタミン	ビタミンB群	ビタミンB_{12}	赤血球の合成に関わる／DNA（デオキシリボ核酸）の合成を助ける	▶P78
水溶性ビタミン	ビタミンB群	葉酸	赤血球の合成に関わる／DNA（デオキシリボ核酸）の合成を助ける	▶P84
水溶性ビタミン	ビタミンB群	パントテン酸	エネルギー代謝に関わる／コレステロールやホルモンの合成に関わる	▶P90
水溶性ビタミン	ビタミンB群	ビオチン	エネルギー代謝に関わる／皮膚や粘膜の機能を正常に保つ	▶P94
水溶性ビタミン		ビタミンC	コラーゲンの合成に関わる／鉄の吸収を促す／抗酸化作用がある	▶P98

脂溶性ビタミン

ビタミンA

ビタミンAは、皮膚や粘膜の健康を保持したり、光の刺激から目を保護したりする働きのあるビタミンです。

ビタミンAにはいくつかの種類があり、動物性食品に含まれる成分にはレチノール、レチナール、レチノイン酸などがあります。

一方、植物性食品には、体内でビタミンAに変わるプロビタミンAが含まれています。プロビタミンAは、天然色素であるカロテノイドの一種でβ-カロテン、α-カロテン、β-クリプトキサンチンなど、約50種類が確認されています。

体内に入ったビタミンAは、脂質とともに小腸から吸収されて肝臓に蓄えられ、必要に応じて分解され各組織に運ばれます。

Data

化学名………レチノール
欠乏症………夜盲症、角膜乾燥症など
過剰症………頭痛、胎児の奇形（妊娠中）など
推奨量（成人）…男性850〜900μgRAE/日、女性650〜700μgRAE/日

ビタミンAの主な働き

夜間の視覚を助ける

私たちの目は、明るい場所から暗い場所に移動したとき、一時的に周囲のものが見えなくなりますが、やがて慣れてくると、うっすらと見えるようになります。この現象は「明暗順応」と呼ばれるもので、ビタミンAはこの反応に欠かせません。

眼球の奥にある網膜には、明るいところで作用して色を感知する錐体《すいたい》細胞と、暗いところで作用して明るさを感知する桿体《かんたい》細胞が存在しています。桿体細胞にあるロドプシン（視紅《しこう》）という物質は、

ビタミンAの特徴と作用

- 油脂に溶けやすい
- 光に弱い
- 暗いところで視力を保つ物質(ロドプシン)の成分になる
- 皮膚や粘膜の乾燥や細菌からの感染を防ぐ
- 老化促進やがんの発生に関わる活性酸素の働きを抑える「抗酸化作用」がある
- 遺伝子の転写に関わる

たんぱく質とビタミンAが結合してできています。そのため、ビタミンAが不足するとロドプシンができにくくなり、桿体細胞に障害が起きて、暗い場所で物が見えにくくなってしまうのです。

皮膚や粘膜の免疫機能を保つ

皮膚や粘膜を構成している上皮細胞は、病原菌などが体内へ侵入するのを防ぐバリアの役割を担っています。ビタミンAは、この上皮細胞の形成や働きに関わり、皮膚や粘膜の免疫機能を維持しています。

カロテノイドの抗酸化作用

β-カロテンなどのカロテノイドには、活性酸素を抑える抗酸化作用があり、老化やがんの予防効果が期待されています。

そのほか

ビタミンAは、体の発育の促進や遺伝子の転写(遺伝子情報を写し取る)にも関わっています。

必要な量はどのくらい？

ビタミンAの1日の推奨量については、33ページの表のとおりです。推奨量は成人男性の場合は850~900μg RAE、成人女性の場合は650~700μg RAEです。この数値は、肝臓に蓄えられているビタミンAを維持できる量です。

また、過剰摂取による健康障害を回避するため、耐容上限量（33ページ参照）が設定されていますが、これはβ-カロテンなどのプロビタミンAを含んでいません。プロビタミンAは、たくさん摂取しても体内で必要な分だけが利用され、過剰にはならないと考えられています。

ビタミンAは胎児の発達にも重要です。妊娠後期に**付加量**（妊婦が適切な栄養状態を維持するために加えられる量）が設定されているのは、この時期になると胎児にビタミンAが蓄積されるからです。なお、授乳期も母乳分泌のために付加量が設定されています。

不足した場合

ビタミンAが不足すると、暗いところで物が見えなくなる**夜盲症**を発症します。また、皮膚が乾燥して潤いが失われていきます。皮膚や粘膜が乾燥してバリア機能が弱くなり、**感染症**にかかりやすくなったりもします。

成長期には、**骨や神経系の発達が阻害**されます。乳幼児の場合は、角膜が乾いて濁る**角膜乾燥症**が起こり、進行すると**失明**する可能性もあります。

とりすぎた場合

ビタミンAをとりすぎた場合の最も特徴的な症状は、**頭蓋内圧（頭蓋骨内の圧力）が高まることによる頭痛**や**吐き気**です。

また、ビタミンAは細胞の発生や分化に関わっているため、妊娠初期にとりすぎると胎児に奇形が起こるという報告があります。

■ビタミンAの食事摂取基準(μg RAE/日)*1

性別	男性				女性			
年齢等	推定平均必要量*2	推奨量*2	目安量*3	耐容上限量*3	推定平均必要量*2	推奨量*2	目安量*3	耐容上限量*3
0～5(月)	−	−	300	600	−	−	300	600
6～11(月)	−	−	400	600	−	−	400	600
1～2(歳)	300	400	−	600	250	350	−	600
3～5(歳)	350	450	−	700	350	500	−	850
6～7(歳)	300	400	−	950	300	400	−	1,200
8～9(歳)	350	500	−	1,200	350	500	−	1,500
10～11(歳)	450	600	−	1,500	400	600	−	1,900
12～14(歳)	550	800	−	2,100	500	700	−	2,500
15～17(歳)	650	900	−	2,500	500	650	−	2,800
18～29(歳)	600	850	−	2,700	450	650	−	2,700
30～49(歳)	650	900	−	2,700	500	700	−	2,700
50～64(歳)	650	900	−	2,700	500	700	−	2,700
65～74(歳)	600	850	−	2,700	500	700	−	2,700
75以上(歳)	550	800	−	2,700	450	650	−	2,700
妊婦(付加量) 初期*4					+0	+0	−	−
中期*4					+0	+0	−	−
後期*4					+60	+80	−	−
授乳婦(付加量)					+300	+450	−	−

＊1 レチノール活性当量(μgRAE)＝レチノール(μg)+1/12β-カロテン(μg)+1/24α-カロテン(μg)+1/24β-クリプトキサンチン+1/24その他のプロビタミンAカロテノイド(μg)
＊2 プロビタミンAカロテノイドを含む。
＊3 プロビタミンAカロテノイドを含まない。
＊4 妊娠初期:妊娠13週6日まで、妊娠中期:妊娠14週0日から27週6日まで、妊娠後期:妊娠28週以降。
出典:「日本人の食事摂取基準(2020年版)」をもとに一部修正

ビタミンAの量はレチノール活性当量(μgRAE)という単位を使い、レチノールとβ-カロテン、α-カロテン、β-クリプトキサンチンなどのプロビタミンAカロテノイドの合計で示されています

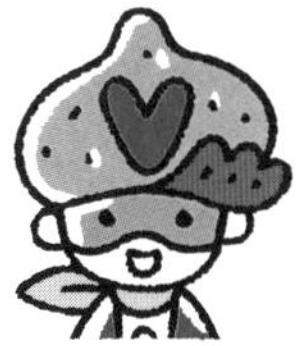

ビタミンAを多く含む食品

●ビタミンAを効率よくとるには

ビタミンAは肝臓に貯蔵されるため、肉のレバーや魚の肝にビタミンAが豊富に含まれています。にんじんやほうれん草などの緑黄色野菜は、β-カロテンが豊富です。また、ビタミンAは脂溶性ビタミンなので、ビタミンAを多く含む食品は油と一緒にとると、吸収率がアップします。

□可食部100g中のビタミンAの量
■1食分のビタミンAの目安量

肉類

食品	可食部100g中	1食分の目安量
鶏レバー	14,000 µgRAE	1食分(80g) 11,200 µgRAE
豚レバー	13,000 µgRAE	1食分(80g) 10,400 µgRAE
レバーペースト	4,300 µgRAE	大さじ1(15g) 645 µgRAE
牛レバー	1,100 µgRAE	1食分(80g) 880 µgRAE

魚介類

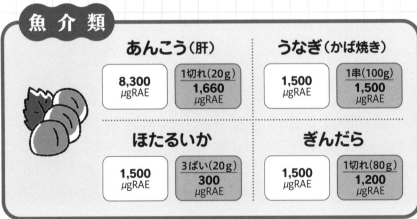

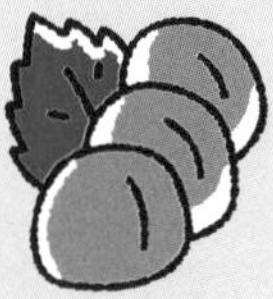

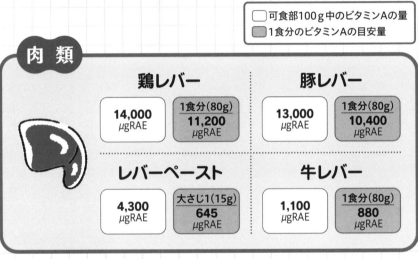

食品	可食部100g中	1食分の目安量
あんこう(肝)	8,300 µgRAE	1切れ(20g) 1,660 µgRAE
うなぎ(かば焼き)	1,500 µgRAE	1串(100g) 1,500 µgRAE
ほたるいか	1,500 µgRAE	3ばい(20g) 300 µgRAE
ぎんだら	1,500 µgRAE	1切れ(80g) 1,200 µgRAE

野菜類

モロヘイヤ

840 µgRAE	1/4束(60g) 504 µgRAE

にんじん(皮なし)

690 µgRAE	1/2本(80g) 552 µgRAE

あしたば

440 µgRAE	1/4束(50g) 220 µgRAE

春菊

380 µgRAE	1/4束(50g) 190 µgRAE

空心菜《くうしんさい》

360 µgRAE	1/4束(50g) 180 µgRAE

ほうれん草

350 µgRAE	1/4束(60g) 210 µgRAE

かぼちゃ(西洋)

330 µgRAE	1/8個(80g) 264 µgRAE

小松菜

260 µgRAE	1/4束(70g) 182 µgRAE

豆苗(芽ばえ)

250 µgRAE	1/2パック(50g) 125 µgRAE

かいわれ大根

160 µgRAE	1/2パック(35g) 56 µgRAE

脂溶性ビタミン

ビタミンD

ビタミンDは、紫外線の作用によって皮膚でもつくられるのが大きな特徴です。人を含む哺乳類の皮膚の表皮には、プロビタミンDという物質があり、これに紫外線が作用してビタミンDがつくられます。

また、食品中のビタミンDには、きのこなどの植物性食品に含まれるビタミンD_2と、魚などの動物性食品に含まれるビタミンD_3の2種類があります。

体内でビタミンDは、カルシウムが腸で吸収されるのをサポートします。また、カルシウムが骨に沈着するのを助けて、丈夫な骨や歯をつくる働きをしています。さらに、血液中のカルシウム濃度を調整する働きもあります。

Data

化学名……………カルシフェロール
欠乏症……………くる病(小児)、骨軟化症(成人)、骨粗鬆症など
過剰症……………高カルシウム血症
目安量(成人)…男性8.5μg/日　女性8.5μg/日

ビタミンDの主な働き

カルシウムの吸収を促進

ビタミンDは、カルシウムの吸収を促進するたんぱく質(カルシウム結合たんぱく質)の合成を調節して、腸管でのカルシウムの吸収を促します。

カルシウムの骨への沈着を助ける

骨は、コラーゲンを中心としたたんぱく質の枠組みに、カルシウムが沈着(石灰化)して形成されたものです。ビタミンDは、カルシウムが骨に沈着するのを助ける働きがあります。骨の形成に

ビタミンDの特徴と作用

- 油脂に溶けやすい
- 光に弱い
- 紫外線の作用により皮膚で合成される
- 骨や歯の材料になる
- カルシウムの腸管での吸収を促進する
- カルシウムの骨への沈着を助け、丈夫な骨をつくる
- 血液中のカルシウム濃度を調整する
- 遺伝子の転写に関わる

必要なビタミンです。

カルシウムの血中濃度を調整

ビタミンDは、血液中のカルシウム濃度が常に一定になるように、甲状腺ホルモンや副甲状腺ホルモンと協力して働きます。

カルシウムの血中濃度が下がったときは、骨からカルシウムを溶かし出して補充したり、尿中にカルシウムが排泄されないよう腎臓で再吸収したりします。また、血中濃度が上がったときは骨にカルシウムを沈着させて血中濃度を下げます。

筋力を強化

ビタミンDは、筋肉の合成を促す作用があり、筋力の維持や、筋力アップする働きがあるともいわれています。

遺伝子の転写に関わる

細胞内の遺伝子の転写（遺伝子情報を写し取る）を調節する働きがあります。

必要な量はどのくらい？

ビタミンDの1日の目安量については、39ページの表のとおりです。目安量は成人男性、成人女性ともに8・5㎍です。この数値は、骨折リスクを上昇させないための必要量に基づいています。近年は、日本だけでなく世界的にビタミンDが不足している人の割合が高くなっています。

不足した場合

ビタミンDが不足すると、成人では**骨軟化症**（骨の石灰化が妨げられることにより、骨の変形や痛みなどが現れる病気）に、小児では**くる病**（骨軟化症が成長期の小児に発症するもの）になります。また、食品からカルシウムを摂取しても吸収が悪くなり、骨の強度が低下して**骨《こつ》粗《そ》鬆《しょう》症《しょう》**（骨の強度が弱まり、骨折しやすくなった状態）の原因になります。

ビタミンD不足が、**骨折を招く**という報告も増加しています。とくに、高齢者や閉経後の女性は注意が必要です。

とりすぎた場合

サプリメントなどでビタミンDを多量にとると、カルシウムの血中濃度が上昇します。**高カルシウム血症**を引き起こし、食欲不振、体重減少、嘔吐などの症状が現れます。

さらに、高カルシウム血症が悪化すると動脈や腎臓などにカルシウムが沈着し、腎障害や軟組織の石灰化障害などを引き起こします。

ビタミンDは
骨の健康を
維持するために
欠かせません

■ビタミンDの食事摂取基準（μg/日）[*1]

性別	男性		女性	
年齢等	目安量	耐容上限量	目安量	耐容上限量
0〜5（月）	5.0	25	5.0	25
6〜11（月）	5.0	25	5.0	25
1〜2（歳）	3.0	20	3.5	20
3〜5（歳）	3.5	30	4.0	30
6〜7（歳）	4.5	30	5.0	30
8〜9（歳）	5.0	40	6.0	40
10〜11（歳）	6.5	60	8.0	60
12〜14（歳）	8.0	80	9.5	80
15〜17（歳）	9.0	90	8.5	90
18〜29（歳）	8.5	100	8.5	100
30〜49（歳）	8.5	100	8.5	100
50〜64（歳）	8.5	100	8.5	100
65〜74（歳）	8.5	100	8.5	100
75以上（歳）	8.5	100	8.5	100
妊婦			8.5	−
授乳婦			8.5	−

＊1 日照により皮膚でビタミンDが産生されることを踏まえ、フレイル（高齢に伴って身体機能が低下し健康障害が起こりやすくなる）予防を図る者はもとより、全年齢区分を通じて、日常生活において可能な範囲内での適度な日光浴を心掛けるとともに、ビタミンDの摂取については、日照時間を考慮に入れることが重要である。

出典：「日本人の食事摂取基準（2020年版）」

Memo

緯度とビタミンDは関係がある

ビタミンDは、紫外線の作用によって私たちの皮膚でつくられます。ただし、紫外線によってつくられる量は、季節や緯度によって異なります。地域別に5.5μgのビタミンDを産生するために必要な時間を調べたところ、那覇（北緯26度）では12月の正午で7.5分、つくば（北緯36度）で22.4分、札幌（北緯43度）で76.4分かかるという結果でした。冬、緯度の高い地域では、適度に日中屋外で活動する機会を増やし、食事からビタミンDを不足しないようにとりましょう。

ビタミンDを多く含む食品

●ビタミンDを効率よくとるには

ビタミンDは、魚介類やきのこ類などに含まれています。魚は、まぐろなら赤身よりも脂ののったトロに豊富に含まれます。ビタミンDは油と一緒にとると吸収率が上がるので、きのこは炒め物に、魚はオリーブ油をかけたハーブ焼きやパン粉焼きなどにするとよいでしょう。

□可食部100g中のビタミンDの量
■1食分のビタミンDの目安量

きのこ類

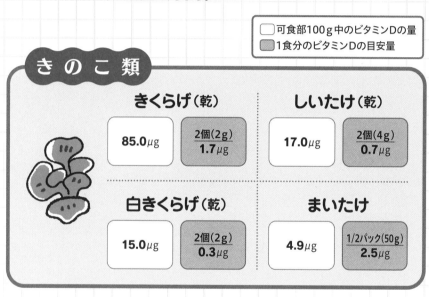

食品	可食部100g中のビタミンDの量	1食分のビタミンDの目安量
きくらげ（乾）	85.0μg	2個(2g) 1.7μg
しいたけ（乾）	17.0μg	2個(4g) 0.7μg
白きくらげ（乾）	15.0μg	2個(2g) 0.3μg
まいたけ	4.9μg	1/2パック(50g) 2.5μg

ワンポイント　しいたけを紫外線に当ててビタミンDアップ

人間と同様に、しいたけも紫外線の作用でビタミンDをつくるという特徴があります。しいたけにはエルゴステロールという成分が含まれていて、この成分が紫外線を受けるとビタミンDに変わるのです。調理前の干ししいたけのヒダを上にして直接日光にあてると、ビタミンDが増量されます。干ししいたけの戻し汁にはうまみ成分が豊富なので煮物や汁物に利用しましょう。ただし、ビタミンDは水に溶けにくいので戻し汁にはあまり含まれません。

魚介類

食品	100gあたり	目安量
あんこう（肝）	110.0μg	1切れ(20g) 22.0μg
しらす干し（半乾燥品）	61.0μg	大さじ2(12g) 7.3μg
まいわし（丸干し）	50.0μg	2尾(50g) 25.0μg
べにざけ	33.0μg	1切れ(80g) 26.4μg
まいわし	32.0μg	2尾(120g) 38.4μg
うなぎ（かば焼き）	19.0μg	1串(100g) 19.0μg
くろまぐろ（天然、脂身）	18.0μg	刺し身6切れ(80g) 14.4μg
さんま（皮つき）	16.0μg	1尾(100g) 16.0μg
たちうお	14.0μg	1切れ(80g) 11.2μg
まがれい	13.0μg	小1尾(100g) 13.0μg

脂溶性ビタミン

ビタミンE

ビタミンEは、強い抗酸化作用のあるビタミンです。市販の植物油には「酸化防止剤」としてビタミンEが添加されています。

植物油は時間がたって酸化されると過酸化脂質を生じ、黒ずんで悪臭がしますが、ビタミンEにはこうした酸化や過酸化脂質への変化を抑える働きがあります。

体内のビタミンEは、細胞膜の中に多く存在し、肝臓、心筋、脂肪細胞、血液、睾丸、子宮など多くの組織に蓄えられています。抗酸化作用によって細胞膜にある脂質の酸化を防ぎ、細胞の機能の維持を助けています。

「若返りのビタミン」とも呼ばれ、老化や生活習慣病の予防効果が期待されています。

Data

化学名……………トコフェロール
欠乏症……………溶血性貧血、不妊など
過剰症……………通常の食生活ではみられない
目安量（成人）…男性6・0～7・0㎎/日
女性5・0～6・0㎎/日

ビタミンEの主な働き

強い抗酸化作用

ビタミンEは小腸で吸収されたあと、肝臓に運ばれます。そしてたんぱく質と結合して全身の細胞へと運ばれ、細胞膜にいき、強い抗酸化作用で細胞が酸化されるのを防ぎます。

体を構成している細胞は、細胞膜で覆われていますが、その細胞膜をつくっている脂質（不飽和脂肪酸など）が活性酸素によって酸化されると、有害な過酸化脂質*を生じ、次第に蓄積されていきます。ビタミンEはこれを防ぎ、細胞がダメージ

*過酸化脂質：体内でコレステロールや中性脂肪などの脂質が活性酸素で酸化したもの。

ビタミンEの特徴と作用

- 油脂に溶けやすい
- 光に弱い
- 抗酸化作用があり、体内の脂質を酸化から守り、細胞の機能の維持を助ける
- 血液中のLDLコレステロールの酸化を抑え、動脈硬化の予防に役立つ

を受けないように働くのです。

しかし、その過程でビタミンEの抗酸化作用は失われてしまいます。それを元に戻してくれるのがビタミンCです。ビタミンCの作用によって、ビタミンEは再び抗酸化力を有するようになります。

ビタミンEは過酸化脂質の増加を防ぐことから、老化防止やがん予防に役立つことが示唆されています。血液中のLDLコレステロール*の酸化も抑制し、動脈硬化を防ぎます。

ビタミンEは、ビタミンCの協力によって抗酸化作用を強化できます

＊LDLコレステロール：低比重リポたんぱく質（LDL）コレステロール。一般に悪玉コレステロールといわれている。

必要な量はどのくらい？

ビタミンEの1日の目安量については、45ページの表のとおりです。目安量は成人男性の場合は6・0〜7・0mg、成人女性の場合は5・0〜6・0mgです。この数値は、日本人が摂取している平均的なビタミンEの量に基づいています。

食品中のビタミンEの成分は8種類ありますが、「日本人の食事摂取基準（2020年版）」では、α-トコフェロールという成分を指標にしています。

不足した場合

一般の食生活では、ビタミンEの摂取不足は起こらないとされています。

ただし、低出生体重児では、母体からのビタミンEが不足していると赤血球の細胞膜の脂質が酸化されて破れやすくなり、**溶血性貧血**（赤血球が壊されて、新しい赤血球の生成が追いつかなくなること）の原因になります。また、女性の場合は、**不妊**のリスクが高まるといわれています。ビタミンEは動脈硬化や心筋梗塞などの生活習慣病や老化の予防効果が期待されているビタミンです。それらのリスクを減らすためにも目安量をとるようにしましょう。

とりすぎた場合

ビタミンEは、一般の食生活をしていれば過剰症になることはありません。多量のサプリメントなどを習慣的に摂取した場合、出血しやすくなる場合があります。

ビタミンEは、
通常の食事を
していれば
過不足なくとる
ことができます

■ビタミンEの食事摂取基準（mg/日）[*1]

性別	男性		女性	
年齢等	目安量	耐容上限量	目安量	耐容上限量
0～5（月）	3.0	—	3.0	—
6～11（月）	4.0	—	4.0	—
1～2（歳）	3.0	150	3.0	150
3～5（歳）	4.0	200	4.0	200
6～7（歳）	5.0	300	5.0	300
8～9（歳）	5.0	350	5.0	350
10～11（歳）	5.5	450	5.5	450
12～14（歳）	6.5	650	6.0	600
15～17（歳）	7.0	750	5.5	650
18～29（歳）	6.0	850	5.0	650
30～49（歳）	6.0	900	5.5	700
50～64（歳）	7.0	850	6.0	700
65～74（歳）	7.0	850	6.5	650
75以上（歳）	6.5	750	6.5	650
妊婦			6.5	—
授乳婦			7.0	—

＊1 α-トコフェロールについて算定した。α-トコフェロール以外のビタミンEは含んでいない。
出典：「日本人の食事摂取基準（2020年版）」

Memo

青魚はビタミンEやビタミンCと一緒に

まぐろのトロや、さば、さんま、いわし、ぶりなどの青魚には、DHA（ドコサヘキサエン酸）やEPA（エイコサペンタエン酸）などの油脂が多く含まれています。これらの油脂は、脂質異常症や動脈硬化の予防に有効とされている「多価不飽和脂肪酸」を多く含んでいます。ところが、多価不飽和脂肪酸は、酸化されやすいという難点があります。それを解消するためにも、抗酸化作用のあるビタミンEを多く含む食品や、野菜や果物などビタミンCを多く含む食品を一緒に摂取しましょう。

ビタミンEを多く含む食品

●ビタミンEを効率よくとるには

ビタミンEは、植物油や種実に多く含まれ、魚介や緑黄色野菜にも比較的多く含まれています。植物油は、時間がたつとビタミンEそのものが酸化されてしまうので、新鮮なうちに使いきりましょう。また、抗酸化作用のあるβ-カロテンやビタミンCと一緒にとるとよいでしょう。

＊「日本食品標準成分表2020年版（八訂）」の「α-トコフェロール」の値から算出

□ 可食部100g中のビタミンEの量
■ 1食分のビタミンEの目安量

油脂類

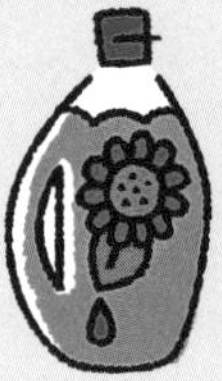

食品	可食部100g中	1食分の目安量
ひまわり油	39.0mg	小さじ1(4g) 1.6mg
綿実油	28.0mg	小さじ1(4g) 1.1mg
サフラワー油	27.0mg	小さじ1(4g) 1.1mg
オリーブ油	7.4mg	小さじ1(4g) 0.3mg

種実類

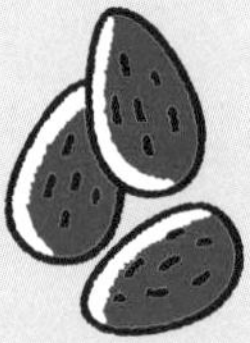

食品	可食部100g中	1食分の目安量
アーモンド（いり、無塩）	29.0mg	10粒(15g) 4.4mg
ヘーゼルナッツ（フライ、味つけ）	18.0mg	10粒(15g) 2.7mg
松の実（いり）	12.0mg	大さじ1(10g) 1.2mg
落花生（大粒種、いり）	10.0mg	15粒(10g) 1.0mg

魚介類

すじこ	11.0mg	大さじ1(18g) 2.0mg
ツナ油漬け缶詰(びんながまぐろ)	8.3mg	1/2缶(40g) 3.3mg
あゆ(養殖)	5.0mg	1尾(80g) 4.0mg
うなぎ(かば焼き)	4.9mg	1串(100g) 4.9mg
はまち(養殖・皮つき)	4.6mg	刺し身6切れ(80g) 3.7mg
子持ちがれい	2.9mg	1切れ(130g) 3.8mg

野菜類

モロヘイヤ	6.5mg	1/4束(60g) 3.9mg
かぼちゃ(西洋)	4.9mg	1/8個(80g) 3.9mg
パプリカ(赤)	4.3mg	1/2個(60g) 2.6mg
ブロッコリー	3.0mg	1/4個(60g) 1.8mg

脂溶性ビタミン

ビタミンK

ビタミンKには、植物由来のK1（フィロキノン）と動物由来、微生物由来のK2（メナキノン）の2種類があります。K1は植物の葉緑体*からつくられ、緑黄色野菜などに多く含まれています。一方、K2は納豆などの発酵食品に多く含まれています。

ビタミンKは、肝臓で血液凝固因子（体内に血液を凝固させる作用のある物質）がつくられるときに必要な成分で、「止血のビタミン」とも呼ばれています。けがをして出血しても、傷口から流れ出た血液が自然に止まるのは、血液凝固因子があるからです。

また、ビタミンKは、カルシウムを骨に取り込む手助けをして、骨の形成にも関わっています。

Data

化学名……フィロキノン（K1）、メナキノン（K2）
欠乏症……頭蓋内出血や消化管出血（新生児）、出血しやすい
過剰症……通常の食生活ではみられない
目安量（成人）…男性150μg／日
女性150μg／日

ビタミンKの主な働き

血液凝固を促進する

ビタミンKは、血液を凝固させる物質であるプロトロンビンなどを活性化させる補酵素として働きます。そのため、ビタミンKが不足すると出血傾向がみられます。

骨の形成に関わる

ビタミンKは、骨の形成に必要なビタミンです。ビタミンKは、カルシウムを骨に取り込む働きに作用し、骨の形成にも関与しています。

＊葉緑体：緑黄色野菜などに多く含まれる緑色色素で、体内の不要な物質を排出する働きがある。

ビタミンKの特徴と作用

- 油脂に溶けやすい
- 光に弱い
- 血液を凝固する作用のある物質(血液凝固因子)の活性化に関わる
- カルシウムを骨に取り込むのを手助けする
- 骨の形成に関わる
- 骨粗鬆症の予防や治療に効果があり、骨折予防効果も期待される
- 脂溶性ビタミンの中で唯一、腸内細菌によって体内でもつくられる

また、肉や発酵食品などに多く含まれているビタミンK_2には、骨を形成する骨芽細胞から分泌されるオステオカルシンというたんぱく質の分泌を促し、骨の新陳代謝機能の維持や、骨質を向上させる働きがあることが報告されています。

そのため、ビタミンK_2は骨粗鬆症の治療薬として用いられています。

血管の健康維持

ビタミンKは、血管(動脈)の内側にカルシウムが沈着して石灰化してしまうのを抑制する働きがあると報告されており、血管の健康にも関わっています。

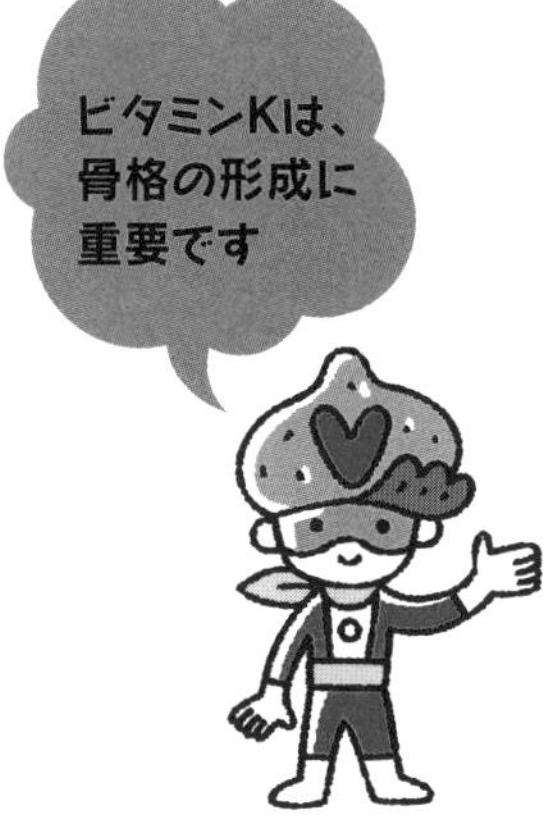

必要な量はどのくらい？

ビタミンKの1日の目安量については、51ページの表のとおりです。目安量は成人男性、成人女性ともに150㎍です。この数値は、血液を凝固する作用を保つために必要な量として設定されています。

血液を凝固させる物質がつくられるときに必要なビタミンKの量は明らかではありません。しかし、ビタミンK不足が原因で血液凝固が遅れてしまうことはまれです。通常の食生活をしていれば、ビタミンKはほぼ充足していると考えられます。

なお、ビタミンKの摂取量については、日常的に納豆を食べていない人を対象にしています。なぜなら、納豆にはビタミンKが豊富に含まれています。日常的に納豆をよく食べている人と食べない人では、ビタミンKの摂取量が大きく異なっていましたが、納豆を食べない人でも健康障害は認められなかったためです。

不足した場合

ビタミンKが不足すると、血液凝固因子も不足して血液が固まるのが遅くなり、**出血しやすくなります**。また、**骨形成障害**などを生じます。

通常の食生活をしていれば、ビタミンKが不足する心配はまずありません。ただし、病気の治療などで抗生物質の薬を使っていると腸内細菌の活性が低下してビタミンKが不足する可能性があります。また、新生児はビタミンKの欠乏症に陥りやすくなります。

とりすぎた場合

通常の食生活をしていれば、ビタミンKの過剰症になることはありません。血栓症の治療などで血液凝固阻害剤であるワルファリンを服用している人は、ビタミンKを多く摂取すると薬の効果が弱まることがあるので注意が必要です。

■ビタミンKの食事摂取基準（μg/日）

性別	男性	女性
年齢等	目安量	目安量
0～5（月）	4	4
6～11（月）	7	7
1～2（歳）	50	60
3～5（歳）	60	70
6～7（歳）	80	90
8～9（歳）	90	110
10～11（歳）	110	140
12～14（歳）	140	170
15～17（歳）	160	150
18～29（歳）	150	150
30～49（歳）	150	150
50～64（歳）	150	150
65～74（歳）	150	150
75以上（歳）	150	150
妊婦		150
授乳婦		150

出典：「日本人の食事摂取基準（2020年版）」

ビタミンKは
多く摂取しても
健康障害が認められ
ていないことから、
耐容上限量は
設定されていません

Memo

乳児にビタミン「ビタミンK_2製剤（K_2シロップ）」を投与

ビタミンKは胎盤を通過しにくいこと、母乳のビタミンK含有量が低いこと、生まれてくる赤ちゃんは腸内細菌のビタミンK産生や供給量が低いことなどから、乳児はビタミンK欠乏症に陥りやすくなります。そのため、新生児や乳児の消化管出血（新生児メレナ）や、頭蓋内出血（特発性乳児ビタミンK欠乏症）を防ぐことを目的として、ビタミンK_2シロップを経口投与することが推奨されています。なお、乳児用の調製粉乳には、ビタミンKが添加されています。

ビタミンKを多く含む食品

●ビタミンKを効率よくとるには

納豆にはビタミンKが豊富に含まれています。また、葉緑体で合成されるので緑黄色野菜や海藻にも多く含まれています。ビタミンKは油と一緒にとると吸収率が高くなるので、野菜炒めやオイルドレッシングをかけたサラダにするのがおすすめです。

□可食部100g中のビタミンKの量
■1食分のビタミンKの目安量

大豆製品

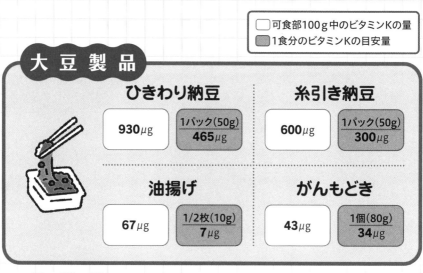

食品	可食部100g中のビタミンKの量	1食分のビタミンKの目安量
ひきわり納豆	930μg	1パック(50g) 465μg
糸引き納豆	600μg	1パック(50g) 300μg
油揚げ	67μg	1/2枚(10g) 7μg
がんもどき	43μg	1個(80g) 34μg

海藻類

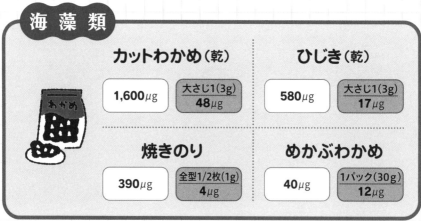

食品	可食部100g中のビタミンKの量	1食分のビタミンKの目安量
カットわかめ(乾)	1,600μg	大さじ1(3g) 48μg
ひじき(乾)	580μg	大さじ1(3g) 17μg
焼きのり	390μg	全型1/2枚(1g) 4μg
めかぶわかめ	40μg	1パック(30g) 12μg

野菜類

食品	100gあたり	目安量
モロヘイヤ	640μg	1/4束(60g) 384μg
あしたば	500μg	1/4束(50g) 250μg
つるむらさき	350μg	1/4束(50g) 175μg
かぶの葉	340μg	1/2株分(40g) 136μg
おかひじき	310μg	1/2パック(50g) 155μg
菜の花(和種)	250μg	1/2束(50g) 125μg
ほうれん草	270μg	1/4束(60g) 162μg
春菊	250μg	1/4束(50g) 125μg
小松菜	210μg	1/4束(70g) 147μg
ブロッコリー	210μg	1/4個(60g) 126μg

水溶性ビタミン

ビタミンB_1

Data

化学名……………チアミン
欠乏症……………脚気、ウェルニッケ脳症など
過剰症……………通常の食生活ではみられない
推奨量（成人）…男性１．３～１．４㎎／日
女性１．１㎎／日

ビタミン類の中で、最初に発見されたのがビタミンB_1です。脚気《かっけ》を予防する成分として発見されました。米を主食とする日本人の主なエネルギー源は糖質ですが、ビタミンB_1はとくに糖質代謝に重要な役割を果たしています。

ビタミンB_1の化学名はチアミンといい、食品中ではリン酸と結合していますが、消化管でリン酸が離れ、チアミンとなって小腸から吸収されます。そのあと再びリン酸と結合して、多くがチアミン二リン酸（ＴＰＰ）となり、補酵素として糖質の代謝を助けます。

また、糖質をエネルギー源とする脳や神経の働きを正常に維持したり、皮膚や粘膜を正常に保つのを助けたりします。

ビタミンB_1の主な働き

糖質のエネルギー代謝に関わる

ビタミンB_1は、摂取した糖質からエネルギーを生み出す過程で、補酵素として酵素の働きを助けます。ビタミンB_1が不足すると糖質代謝に支障をきたし、エネルギーの産生がうまくできなくなります。糖質の多い食事をとったときは、それだけビタミンB_1も必要になります。

脳や神経の働きを正常に保つ

体内に張り巡らされた神経に情報を伝えるには、

ビタミンB_1の特徴と作用

- 水に溶けやすい
- 熱に弱い
- エネルギー代謝、とくに糖質代謝に重要な栄養素
- 脳へのエネルギー供給に関わり、脳や神経の機能を正常に保つ
- 皮膚や粘膜を正常に保つのを助ける
- 腸内細菌によって体内でつくられる

多くのエネルギーを必要とします。ビタミンB_1は、脳にエネルギーが供給されるように働き、これによって脳や神経の働きを維持することができます。

そのほか

ビタミンB_1はアルコールの代謝にも関わっています。アルコールの摂取量が多い人は、ビタミンB_1が不足しないようにしましょう。

また、ビタミンB_1は皮膚や粘膜を正常に保つのを助けます。

ビタミンB1は
糖質代謝と
関係が深い
ビタミンです

必要な量はどのくらい？

ビタミンB_1の1日の推奨量については、57ページの表のとおりです。推奨量は成人男性の場合は1・3〜1・4㎎、成人女性の場合は1・1㎎です。ビタミンB_1は、エネルギー産生栄養素の代謝に深く関わるビタミンなので、この数値は推定される1日のエネルギー必要量に基づいています。

不足した場合

ビタミンB_1が慢性的に不足すると、**脚気（多発性神経炎）**を引き起こします。末梢神経に障害が起こり、全身の倦怠感や手足のしびれ、歩行障害などの症状が現れ、進行すると呼吸困難や心不全を起こして死に至ります。

ビタミンB_1は、玄米などの精製されていない米に多いのですが、日本では江戸時代から明治にかけて、白米を食べる習慣が広まり、江戸（東京）で脚気が大流行しました。脚気はビタミンB_1の投与で速やかに回復します。

また、ビタミンB_1の慢性的な不足によって脳の中枢神経に障害が起こると、**ウェルニッケ脳症**になり、眼球運動障害、運動失調、意識障害などの症状が現れます。進行するとコルサコフ症候群という認知症に移行します。

ウェルニッケ脳症は、アルコールを多飲する人に起こりやすいといわれています。長期間大量にアルコールを摂取すると、ビタミンB_1の必要量の増加や消化管での吸収が妨げられることが原因とされています。

とりすぎた場合

ビタミンB_1は水溶性ビタミンなので、過剰に摂取した分は尿中に排泄されます。過剰症が起こる心配はまずありませんが、毎日とりすぎると、頭痛やいらだち、不眠などの症状を起こすことが報告されています。

■ビタミンB1の食事摂取基準（mg/日）[*1,*2]

性別	男性			女性		
年齢等	推定平均必要量	推奨量	目安量	推定平均必要量	推奨量	目安量
0～5（月）	—	—	0.1	—	—	0.1
6～11（月）	—	—	0.2	—	—	0.2
1～2（歳）	0.4	0.5	—	0.4	0.5	—
3～5（歳）	0.6	0.7	—	0.6	0.7	—
6～7（歳）	0.7	0.8	—	0.7	0.8	—
8～9（歳）	0.8	1.0	—	0.8	0.9	—
10～11（歳）	1.0	1.2	—	0.9	1.1	—
12～14（歳）	1.2	1.4	—	1.1	1.3	—
15～17（歳）	1.3	1.5	—	1.0	1.2	—
18～29（歳）	1.2	1.4	—	0.9	1.1	—
30～49（歳）	1.2	1.4	—	0.9	1.1	—
50～64（歳）	1.1	1.3	—	0.9	1.1	—
65～74（歳）	1.1	1.3	—	0.9	1.1	—
75以上（歳）	1.0	1.2	—	0.8	0.9	—
妊婦（付加量）				+0.2	+0.2	—
授乳婦（付加量）				+0.2	+0.2	—

＊1 チアミン塩化物塩酸塩（分子量＝337.3）の重量として示した。
＊2 身体活動レベルIIの推定エネルギー必要量を用いて算定した。
特記事項：推定平均必要量は、ビタミンB1の欠乏症である脚気を予防するに足る最小必要量からではなく、尿中にビタミンB1の排泄量が増大し始める摂取量（体内飽和量）から算定。
出典：「日本人の食事摂取基準（2020年版）」

Memo

にらやにんにくの成分でビタミンB1の吸収をよくしよう

にんにくやねぎ、玉ねぎ、にらなどの野菜には独特の匂いがあります。この匂いの成分はアリシンといって、ビタミンB1と結合すると脂溶性のアリチアミンになり、腸管からの吸収をよくする働きがあります。これらの野菜はビタミンB1を多く含む豚肉と相性がいいので、組み合わせて摂取しましょう。また、貝類や甲殻類、こいやふななどの淡水魚にはチアミナーゼという酵素が含まれています。この酵素はビタミンB1を分解しますが、加熱するとこの作用は失われます。

ビタミンB_1を多く含む食品

●ビタミンB_1を効率よくとるには

ビタミンB_1は豚肉に多く含まれ、とくに赤身部分に豊富に含まれています。効率よく摂取するには、バラ肉よりもヒレ肉やもも肉がおすすめです。穀類で多く含まれるのは、ぬかや胚芽の部分です。米なら玄米や胚芽精米、小麦粉なら全粒粉に豊富に含まれています。

□可食部100g中のビタミンB_1の量
■1食分のビタミンB_1の目安量

肉類

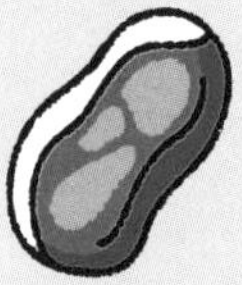

食品	可食部100g中	1食分の目安量
豚ヒレ肉	1.32mg	1食分(80g) 1.06mg
豚もも肉(赤身)	0.96mg	1食分(80g) 0.77mg
ボンレスハム	0.90mg	2枚(40g) 0.36mg
豚ロース(赤身)	0.80mg	1食分(80g) 0.64mg

＊豚肉は大型種の場合

魚介類

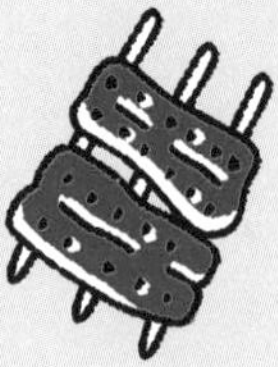

食品	可食部100g中	1食分の目安量
うなぎ(かば焼き)	0.75mg	1串(100g) 0.75mg
たらこ	0.71mg	1/4本(25g) 0.18mg
まだい(養殖・皮つき)	0.32mg	1切れ(80g) 0.26mg
べにざけ	0.26mg	1切れ(80g) 0.21mg

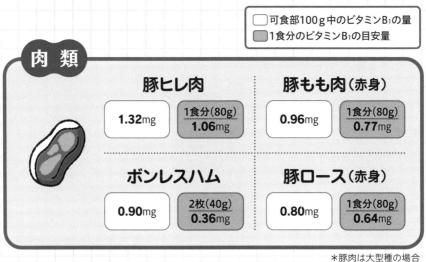

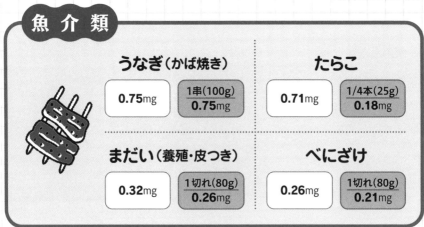

穀類

食品	100gあたり	1食分
そば	0.19mg	1食分(180g) 0.34mg
全粒粉パン	0.17mg	1枚(60g) 0.10mg
玄米ごはん	0.16mg	1膳(150g) 0.24mg
発芽玄米ごはん	0.13mg	1膳(150g) 0.20mg

そのほか

食品	100gあたり	1食分
松の実(いり)	0.61mg	大さじ1(10g) 0.06mg
かぶのぬか漬け(根・皮なし)	0.45mg	1食分(20g) 0.09mg
大根のぬか漬け(根・皮つき)	0.33mg	1食分(20g) 0.07mg
ひらたけ	0.40mg	1/2パック(50g) 0.20mg
青えんどう(ゆで)	0.27mg	1食分(40g) 0.11mg
大豆(国産黄大豆、ゆで)	0.17mg	1食分(50g) 0.09mg

水溶性ビタミン
ビタミンB_2

牛乳から発見されたビタミンで、黄色がかった色をしているのがビタミンB_2です。幅広く動物性食品、植物性食品に含まれています。

ビタミンB_2は補酵素としてエネルギー産生栄養素である糖質、たんぱく質、脂質の代謝に関わっています。とくに脂質がエネルギーにつくり変えられるときに必要で、ビタミンB_2が不足していたら脂質はうまく利用できません。

また、たんぱく質の合成に関与し、ビタミンB_2がなければ体の発育が抑制されてしまうことから、「発育のビタミン」とも呼ばれています。また、皮膚や粘膜などを正常に保つ働きもあります。さらに抗酸化作用があり、体に有害な過酸化脂質を取り除く働きがあります。

Data

化学名…………リボフラビン
欠乏症…………口唇炎、口角炎、舌炎など
過剰症…………通常の食生活ではみられない
推奨量（成人）…男性1.5～1.6㎎/日
女性1.2㎎/日

ビタミンB_2の主な働き

エネルギー産生栄養素の代謝を助ける

ビタミンB_2は、エネルギー代謝に関わり、とくに脂質代謝で重要な役割を担っています。

エネルギー産生栄養素は、体内で吸収、分解されてエネルギーを生み出します。この過程では酵素の働きがとても重要です。

体内に入ったビタミンB_2は、小腸で吸収されて組織に運ばれ、たんぱく質と結合して補酵素となり、酵素の働きを助けます。エネルギー消費量が増えると、ビタミンB_2の必要量も増えます。

ビタミンB2の特徴と作用

- 水溶性だが、比較的水に溶けにくい
- 光に弱い
- エネルギー代謝、とくに脂質代謝に重要な栄養素
- 正常な発育を維持するために不可欠
- 過酸化脂質の分解を促進する
- 動脈硬化などの生活習慣病の予防に役立つ
- 皮膚や髪、粘膜を正常に維持する
- 腸内細菌によって体内でつくられる

体の発育に関わる

ビタミンB2は、たんぱく質の合成にも関わり、細胞の新生や再生を促し、体の発育を促進します。成長期の子どもには欠かせない栄養素で、不足すると成長障害を起こすことがあります。

皮膚や粘膜の正常な働きを助ける

皮膚や髪の健康に関わり、粘膜の正常な働きを維持します。そのためビタミンB2は「美容のビタミン」という別名もあります。

過酸化脂質を取り除く

ビタミンB2は、グルタチオンペルオキシダーゼという酵素の補酵素として働き、有害な過酸化脂質の分解を促進します。そのため、動脈硬化、心血管疾患などの生活習慣病の予防に役立つことが期待されています。

活性酸素の生成を抑制するビタミンEと一緒にとると効果的です。

必要な量はどのくらい？

ビタミンB_2の1日の推奨量については、63ページの表のとおりです。推奨量は成人男性の場合は1・2mgです。ビタミンB_2は、エネルギー産生栄養素の代謝に関わる栄養素なので、この数値は推定される1日のエネルギー必要量に基づいています。

不足した場合

ビタミンB_2は皮膚や髪の細胞の再生に関わっているため、不足すると、肌のバリア機能が低下して**肌が荒れたり、抜け毛など髪のトラブル**が起こりやすくなったりします。頭の生え際や鼻の周辺など、皮脂の分泌が盛んなところに湿疹ができる**脂漏性皮膚炎**がみられることもあります。

また、ビタミンB_2の不足によって粘膜を保護する働きが低下してくるので、唇が炎症を起こしはれて赤くなる**口唇炎**、口角に傷やただれができる**口角炎**、舌が赤くはれて痛みを伴う**舌炎**など、口のまわりに症状が現れる欠乏症がみられます。

成長期の子どもの場合、ビタミンB_2が慢性的に不足するとエネルギー代謝がうまく機能せず、**成長障害**が現れることがあります。

とりすぎた場合

ビタミンB_2は水溶性ビタミンなので、過剰に摂取した分は尿中に排泄されます。過剰症が起こる心配はまずありません。

ビタミンB2は
皮膚や口腔粘膜
の健康に
欠かせません

■ビタミンB_2の食事摂取基準（mg/日）[*1]

性別	男性			女性		
年齢等	推定平均必要量	推奨量	目安量	推定平均必要量	推奨量	目安量
0～5（月）	―	―	0.3	―	―	0.3
6～11（月）	―	―	0.4	―	―	0.4
1～2（歳）	0.5	0.6	―	0.5	0.5	―
3～5（歳）	0.7	0.8	―	0.6	0.8	―
6～7（歳）	0.8	0.9	―	0.7	0.9	―
8～9（歳）	0.9	1.1	―	0.9	1.0	―
10～11（歳）	1.1	1.4	―	1.0	1.3	―
12～14（歳）	1.3	1.6	―	1.2	1.4	―
15～17（歳）	1.4	1.7	―	1.2	1.4	―
18～29（歳）	1.3	1.6	―	1.0	1.2	―
30～49（歳）	1.3	1.6	―	1.0	1.2	―
50～64（歳）	1.2	1.5	―	1.0	1.2	―
65～74（歳）	1.2	1.5	―	1.0	1.2	―
75以上（歳）	1.1	1.3	―	0.9	1.0	―
妊婦（付加量）				+0.2	+0.3	―
授乳婦（付加量）				+0.5	+0.6	―

＊1 身体活動レベルIIの推定エネルギー必要量を用いて算定した。
特記事項：推定平均必要量は、ビタミンB_2の欠乏症である口唇炎、口角炎、舌炎などの皮膚炎を予防するに足る最小量からではなく、尿中にビタミンB_2の排泄量が増大し始める摂取量（体内飽和量）から算定。
出典：「日本人の食事摂取基準（2020年版）」

Memo

ビタミンB_2はダイエットに効果がある？

ビタミンB_2はエネルギー代謝、とくに脂質の代謝に関わっていますが、たくさん摂取したからといって、脂質の代謝が増大しダイエットに効果があるということはありません。ビタミンB_2を多く摂取しても、摂取エネルギーが過剰になれば正常な体の反応として体重が増加します。ただし、食事制限や偏食などによってビタミンB_2が不足すると脂質が代謝しにくくなりますから、しっかり摂取したほうがよいでしょう。油っぽいものを好み、脂質を多くとりがちな人ほど必要な栄養素です。

ビタミンB_2を多く含む食品

●ビタミンB_2を効率よくとるには

ビタミンB_2は、幅広い食品に含まれているので、さまざまな食品を組み合わせて食べれば十分摂取することができます。ビタミンB_2は水溶性ですが、比較的水に溶けにくいので調理で失われることが少ないビタミンです。ただし、光に弱いので、とくに牛乳などは光にあてないようにしましょう。

□可食部100g中のビタミンB_2の量
■1食分のビタミンB_2の目安量

肉類

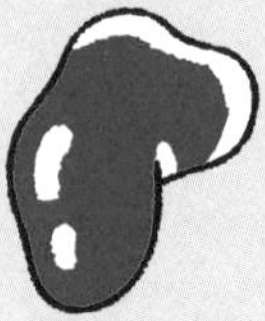

食品	可食部100g中	1食分の目安量
豚レバー	3.60mg	1食分(80g) 2.88mg
牛レバー	3.00mg	1食分(80g) 2.40mg
鶏レバー	1.80mg	1食分(80g) 1.44mg
レバーペースト	1.45mg	大さじ1(15g) 0.22mg

魚介類

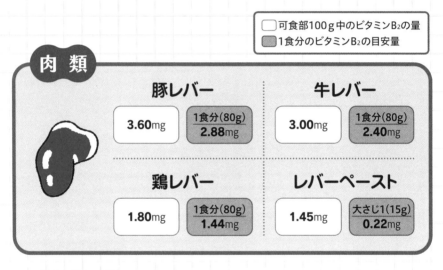

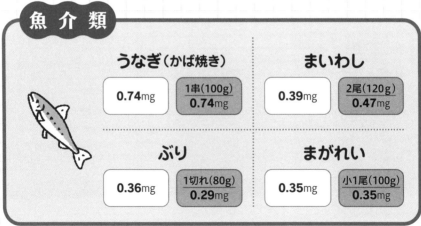

食品	可食部100g中	1食分の目安量
うなぎ(かば焼き)	0.74mg	1串(100g) 0.74mg
まいわし	0.39mg	2尾(120g) 0.47mg
ぶり	0.36mg	1切れ(80g) 0.29mg
まがれい	0.35mg	小1尾(100g) 0.35mg

乳類

食品	100gあたり	1回量
カマンベールチーズ	0.48mg	1切れ(20g) 0.10mg
ソフトクリーム	0.22mg	1個(100g) 0.22mg
牛乳	0.15mg	コップ1杯(180g) 0.27mg
ヨーグルト(全脂無糖)	0.14mg	2/3カップ(140g) 0.20mg

そのほか

食品	100gあたり	1回量
うずら卵	0.72mg	3個(30g) 0.22mg
糸引き納豆	0.56mg	1パック(50g) 0.28mg
モロヘイヤ	0.42mg	1/4束(60g) 0.25mg
鶏卵	0.37mg	1個(50g) 0.19mg
豆苗(芽ばえ)	0.21mg	1/2パック(50g) 0.11mg
アボカド	0.20mg	1/2個(90g) 0.18mg

ナイアシン

水溶性ビタミン

ナイアシンはビタミンB群の一種で、かつてはビタミンB_3と呼ばれていました。植物性食品ではニコチン酸、動物性食品ではニコチンアミドとして存在しています。

また、ナイアシンは体内で、必須（不可欠）アミノ酸の一種であるトリプトファンからも合成されるので、広い意味でいうと、トリプトファンもナイアシンに含まれます。

ナイアシンは、糖質や脂質、たんぱく質からエネルギーを産生するときに作用する酸化還元酵素の補酵素として働きます。

さらに、脂肪酸やステロイドホルモンの合成にも欠かせません。皮膚や粘膜の正常な働きを維持する働きもあります。

Data

化学名……………ニコチン酸、ニコチンアミド
欠乏症……………ペラグラ（ナイアシン欠乏症）など
過剰症……………通常の食生活ではみられない
推奨量（成人）…男性14～15mgNE*/日
女性11～12mgNE/日

ナイアシンの主な働き

エネルギー代謝に関わる

ナイアシンは糖質、脂質、たんぱく質のエネルギー産生経路で酵素を助け、エネルギーの産生をサポートします。ナイアシンを必要とする酵素は400種類以上もあり、多くの反応に利用されています。エネルギー消費量が多くなると、それだけナイアシンも多く必要になります。

アルコールの分解を助ける

アルコールは腸で吸収され肝臓へ運ばれます。

*mgNE：ナイアシン当量

ナイアシンの特徴と作用

- 水に溶けやすい
- アミノ酸の一種であるトリプトファンから肝臓で合成される
- エネルギー代謝に不可欠な栄養素
- 多くの酸化還元反応に補酵素として関わる
- アルコールの分解に関与し、二日酔いの原因となる物質の分解に働く
- ビタミンC、ビタミンEの抗酸化作用を助ける
- 脂肪酸やステロイドホルモンの合成に関わる
- 皮膚や粘膜の正常な働きを助ける
- 腸内細菌によって体内でつくられる

肝臓で分解されたときにアセトアルデヒドという物質が発生しますが、これは頭痛や吐き気など、いわゆる二日酔いの原因となる物質です。ナイアシンはアセトアルデヒドを分解する際に補酵素として働き、二日酔いを防ぎます。

そのほか

　ナイアシンはビタミンC、ビタミンEが抗酸化作用を発揮するときにサポートします。また、脂質の代謝を促進し、血液中のコレステロールや中性脂肪を低減させる働きも認められています。

　遺伝子情報を構成するＤＮＡ（デオキシリボ核酸）の修復や合成、細胞の分化にも関わっています。

体内に存在する
ビタミンの中で
いちばん多いのは
ナイアシンです

必要な量はどのくらい？

ナイアシンの1日の推奨量については、69ページの表のとおりです。推奨量は、成人男性の場合は14～15㎎ＮＥ、成人女性の場合は11～12㎎ＮＥです。ナイアシンは、エネルギー産生栄養素の代謝に関わっているので、この数値は推定される1日のエネルギー必要量に基づいています。また、欠乏症である**ペラグラ**（**ナイアシン欠乏症**）の予防を考慮しています。

ナイアシンの重量は、ナイアシン当量（㎎ＮＥ）という単位を使用します。体内で必須アミノ酸のトリプトファンからもつくられるので、その分も合算しています。

ナイアシンをサプリメントとして摂取するときは、サプリメントの成分がニコチン酸かニコチンアミドかで、健康障害を防ぐための耐用上限量が異なります。成分表示を確認して利用するようにしましょう。

不足した場合

ナイアシンはすべての動植物中に存在しているので、バランスのよい食事をしていれば不足することはありません。慢性的に不足したときは、皮膚炎や下痢、精神神経障害などを症状とするペラグラを発症します。日本ではアルコールを多飲する人に、ペラグラがみられることがあります。

とりすぎた場合

通常の食生活をしていれば、とりすぎによる健康障害はありません。

ただし、サプリメントなどを大量にとると、重篤な下痢などの**消化器系の症状**や肝機能低下などの**肝臓障害**が起こるという報告があります。また、ニコチン酸を大量にとると皮膚が赤くなることがありますが、一過性で健康上の悪影響を及ぼすことはありません。

■ナイアシンの食事摂取基準(mgNE/日)*1,*2

性別	男性				女性			
年齢等	推定平均必要量	推奨量	目安量	耐容上限量*3	推定平均必要量	推奨量	目安量	耐容上限量*3
0~5(月)*4	—	—	2	—	—	—	2	—
6~11(月)	—	—	3	—	—	—	3	—
1~2(歳)	5	6	—	60(15)	4	5	—	60(15)
3~5(歳)	6	8	—	80(20)	6	7	—	80(20)
6~7(歳)	7	9	—	100(30)	7	8	—	100(30)
8~9(歳)	9	11	—	150(35)	8	10	—	150(35)
10~11(歳)	11	13	—	200(45)	10	10	—	150(45)
12~14(歳)	12	15	—	250(60)	12	14	—	250(60)
15~17(歳)	14	17	—	300(70)	11	13	—	250(65)
18~29(歳)	13	15	—	300(80)	9	11	—	250(65)
30~49(歳)	13	15	—	350(85)	10	12	—	250(65)
50~64(歳)	12	14	—	350(85)	9	11	—	250(65)
65~74(歳)	12	14	—	300(80)	9	11	—	250(65)
75以上(歳)	11	13	—	300(75)	9	10	—	250(60)
妊婦(付加量)					+0	+0	—	—
授乳婦(付加量)					+3	+3	—	—

*1 ナイアシン当量(NE)=ナイアシン+1/60トリプトファンで示した。
*2 身体活動レベルIIの推定エネルギー必要量を用いて算定した。
*3 ニコチンアミドの重量(mg/日)、( )内はニコチン酸の重量(mg/日)。
*4 単位はmg/日。
出典:「日本人の食事摂取基準(2020年版)」

Memo

ニコチン酸とニコチンアミドについて

ナイアシンは、ニコチン酸とニコチンアミドの総称です。ニコチン酸には血液中のコレステロールを低減する作用があり、高コレステロールに起因する病気の予防や治療に薬剤として使用されています。一方、ニコチンアミドは糖尿病の治療薬として用いられることがあります。ニコチン酸とニコチンアミドはどちらも補酵素として働きますが、薬理作用は異なります。どちらも大量にとると消化器系の症状などの副作用の報告がありますので、耐用上限量が設定されています。

ナイアシンを多く含む食品

●ナイアシンを効率よくとるには

ナイアシンは、アミノ酸のトリプトファンからも合成されるので、たんぱく質をとっていれば摂取できます。植物性食品ではひらたけ、エリンギなどのきのこ類に多いので、ナイアシンの多い魚や肉と組み合わせると、効率よくとることができます。

□可食部100g中のナイアシンの量
■1食分のナイアシンの目安量

きのこ類

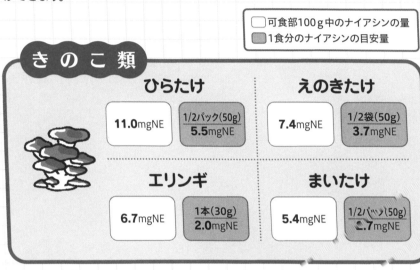

食品	可食部100g中	1食分の目安量
ひらたけ	11.0mgNE	1/2パック(50g) 5.5mgNE
えのきたけ	7.4mgNE	1/2袋(50g) 3.7mgNE
エリンギ	6.7mgNE	1本(30g) 2.0mgNE
まいたけ	5.4mgNE	1/2パック(50g) 2.7mgNE

肉類

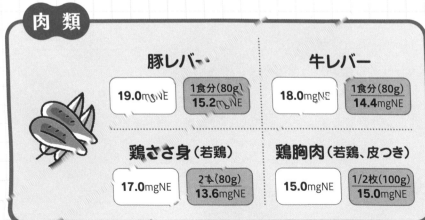

食品	可食部100g中	1食分の目安量
豚レバー	19.0mgNE	1食分(80g) 15.2mgNE
牛レバー	18.0mgNE	1食分(80g) 14.4mgNE
鶏ささ身(若鶏)	17.0mgNE	2本(80g) 13.6mgNE
鶏胸肉(若鶏、皮つき)	15.0mgNE	1/2枚(100g) 15.0mgNE

魚介類

食品	100gあたり	目安量
たらこ	54.0mgNE	1/4本(25g) 13.5mgNE
くさや(むろあじ)	26.0mgNE	1/2枚(75g) 19.5mgNE
くろまぐろ(天然、脂身)	14.0mgNE	刺し身6切れ(80g) 11.2mgNE
くろまぐろ(天然、赤身)	19.0mgNE	刺し身6切れ(80g) 15.2mgNE
まさば	16.0mgNE	1/4尾(80g) 12.8mgNE
まかじき	15.0mgNE	1切れ(100g) 15.0mgNE
ぶり	14.0mgNE	1切れ(80g) 11.2mgNE
かつお(春どり)	24.0mgNE	刺し身5切れ(80g) 19.2mgNE
さわら	13.0mgNE	1切れ(80g) 10.4mgNE
まいわし	11.0mgNE	2尾(120g) 13.2mgNE

水溶性ビタミン

ビタミンB_6

ビタミンB_6は、ラットの皮膚炎が酵母の抽出物を与えると治ることから、皮膚炎を予防する成分として発見されました。

体内で腸管から吸収されたビタミンB_6は、肝臓に運ばれ、リン酸と結合してピリドキサールリン酸（PLP）という補酵素になります。PLPは、たんぱく質の分解、再合成、エネルギーの産生に働きます。

また、ビタミンB_6は、神経伝達物質（脳の神経細胞の間で信号の橋渡しをする物質）であるセロトニンやドーパミン、ノルアドレナリンなどの合成を促します。

さらに、免疫機能の維持や皮膚や粘膜の正常な働きを維持することにも関わっています。

Data

化学名……………ピリドキシン、ピリドキサール、ピリドキサミン
欠乏症……………口角炎やペラグラ様皮膚炎、神経障害など
過剰症……………通常の食生活ではみられない
推奨量（成人）…男性1.4mg／日
女性1.1mg／日

ビタミンB_6の主な働き

たんぱく質の代謝に関わる

食品から摂取したたんぱく質は体内でアミノ酸に分解され、さらに分解されたアミノ酸は必要なほかのアミノ酸へ再合成されます。ビタミンB_6は、これらの代謝を助け、エネルギー源として利用する際にも補酵素として働きます。

また、ビタミンB_6はたんぱく質を材料としてつくられる皮膚や粘膜、毛髪、髪などを正常に維持する働きがあり、発育の促進にも欠かせない栄養素です。妊娠中の女性はビタミンB_6の必要量が

ビタミンB6の特徴と作用

- 水に溶けやすい
- 光に弱い
- たんぱく質代謝、アミノ酸代謝に重要な栄養素
- 神経伝達物質の合成に関わる
- 免疫機能の維持に働く
- 皮膚や粘膜の正常な働きを維持する
- 動脈硬化の予防に関わる
- 腸内細菌によって体内でつくられる

高まります。

神経伝達物質の合成を促す

ビタミンB6は神経伝達物質の合成を促す働きがあります。神経細胞から隣の神経細胞へ、情報の受け渡しをしている物質が神経伝達物質です。神経細胞の受容体に神経伝達物質が結合することで信号が伝わり、情報が伝達されます。

セロトニン、ドーパミン、ノルアドレナリンなどの神経伝達物質は、脳内で情報伝達のコントロールをすることが知られています。

そのほか

ビタミンB6は、正常な免疫機能の維持に必要なことがわかっています。アレルギー反応の発症に関与していると考えられ、アレルギー症状の緩和に役立つことが期待されています。また血液中のホモシステイン（血液中に存在するアミノ酸の1つ）の代謝を促し、動脈硬化の予防（75ページ参照）に役立ちます。

必要な量はどのくらい？

ビタミンB_6の1日の推奨量については、75ページの表のとおりです。推奨量は、成人男性の場合は1・4mg、成人女性の場合は1・1mgです。ビタミンB_6は、たんぱく質の代謝に関わるビタミンなので、この数値は「食事摂取基準」のたんぱく質の推奨量に基づいています。

不足した場合

腸内細菌によってもつくられるので、通常の食生活をしていれば、ビタミンB_6が不足することはほとんどありません。

不足した場合は、**ペラグラ様皮膚炎**（皮膚が日光に当たると、赤くなったり水泡ができたりして灼熱感や強いかゆみを伴う）や**脂漏性皮膚炎**（62ページ参照）、**口角炎**、**舌炎**などの皮膚炎、リンパ球減少症などを起こします。

また、うつや錯乱、脳波の異常、けいれん発作など神経障害を起こすことがあります。

とりすぎた場合

通常の食生活をしていれば、ビタミンB_6をとりすぎることはありません。

ただし、サプリメントなどでビタミンB_6をとりすぎた場合は、感覚神経障害を起こすことがあります。手足のしびれや筋力の低下などの症状が出て、正しく感覚を認識できなくなるのです。

たんぱく質の摂取量が多い場合は、それだけビタミンB6も必要です

■ビタミンB6の食事摂取基準（mg/日）*1

性別	男性				女性			
年齢等	推定平均必要量	推奨量	目安量	耐容上限量*2	推定平均必要量	推奨量	目安量	耐容上限量*2
0～5（月）	—	—	0.2	—	—	—	0.2	—
6～11（月）	—	—	0.3	—	—	—	0.3	—
1～2（歳）	0.4	0.5	—	10	0.4	0.5	—	10
3～5（歳）	0.5	0.6	—	15	0.5	0.6	—	15
6～7（歳）	0.7	0.8	—	20	0.6	0.7	—	20
8～9（歳）	0.8	0.9	—	25	0.8	0.9	—	25
10～11（歳）	1.0	1.1	—	30	1.0	1.1	—	30
12～14（歳）	1.2	1.4	—	40	1.0	1.3	—	40
15～17（歳）	1.2	1.5	—	50	1.0	1.3	—	45
18～29（歳）	1.1	1.4	—	55	1.0	1.1	—	45
30～49（歳）	1.1	1.4	—	60	1.0	1.1	—	45
50～64（歳）	1.1	1.4	—	55	1.0	1.1	—	45
65～74（歳）	1.1	1.4	—	50	1.0	1.1	—	40
75以上（歳）	1.1	1.4	—	50	1.0	1.1	—	40
妊婦（付加量）					+0.2	+0.2	—	—
授乳婦（付加量）					+0.3	+0.3	—	—

*1 たんぱく質の推奨量を用いて算定した（妊婦・授乳婦の付加量は除く）。
*2 ピリドキシン（分子量＝169.2）の重量として示した。
出典：「日本人の食事摂取基準（2020年版）」

Memo

ビタミンB6、ビタミンB12、葉酸は動脈硬化を防ぐ

　血液中のホモシステインという物質は、必須アミノ酸の一種であるメチオニンからつくられますが、代謝されずに蓄積するとさまざまな病気の引き金になることがわかってきました。その代表的な病気が動脈硬化性疾患です。ホモシステインが過剰になるとLDL（いわゆる悪玉）コレステロールの血管壁への沈着を促すなど、動脈硬化を促進させる原因になると考えられています。ビタミンB6はB12や葉酸とともにホモシステインの代謝に関与し、動脈硬化の予防に関わっています。

ビタミンB6を多く含む食品

●ビタミンB6を効率よくとるには

ビタミンB6は、種実類や穀類、肉のレバー、まぐろやかつおなどの魚の赤身に多く含まれています。ビタミンB6は水溶性であり、熱や光にも弱いので調理や保存で損失しやすい成分です。冷蔵庫や冷暗所で保存し、手早く調理しましょう。とくに生魚は新鮮なうちに食べましょう。

□可食部100g中のビタミンB6の量
■1食分のビタミンB6の目安量

野菜類

食品	可食部100g中	1食分の目安量
にんにく	1.53mg	2かけ(10g) 0.15mg
ししとう	0.39mg	8本(40g) 0.16mg
パプリカ(赤)	0.37mg	1/2個(60g) 0.22mg
ブロッコリー	0.30mg	1/4個(60g) 0.18mg

種実類

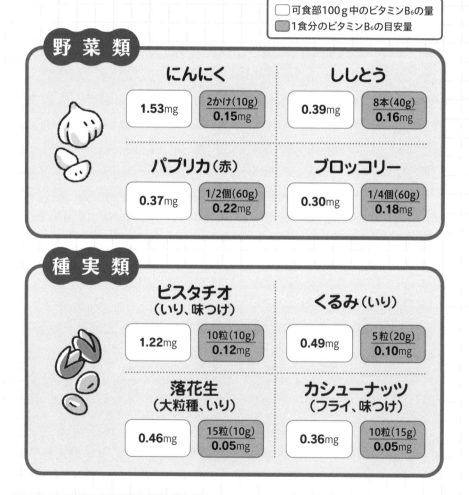

食品	可食部100g中	1食分の目安量
ピスタチオ(いり、味つけ)	1.22mg	10粒(10g) 0.12mg
くるみ(いり)	0.49mg	5粒(20g) 0.10mg
落花生(大粒種、いり)	0.46mg	15粒(10g) 0.05mg
カシューナッツ(フライ、味つけ)	0.36mg	10粒(15g) 0.05mg

肉類

牛レバー
0.89mg
1食分(80g) 0.71mg

鶏レバー
0.65mg
1食分(80g) 0.52mg

鶏ささ身(若鶏)
0.62mg
2本(80g) 0.50mg

鶏胸肉(若鶏、皮つき)
0.57mg
1/2枚(100g) 0.57mg

豚ヒレ肉(大型種)
0.54mg
1食分(80g) 0.43mg

鶏ひき肉
0.52mg
1食分(80g) 0.42mg

魚介類

くろまぐろ(天然、赤身)
0.85mg
刺し身6切れ(80g) 0.68mg

かつお(春どり)
0.76mg
刺し身5切れ(80g) 0.61mg

しろさけ
0.64mg
1切れ(80g) 0.51mg

まさば
0.59mg
1/4尾(80g) 0.47mg

水溶性ビタミン

ビタミンB_{12}

Data

化学名…………コバラミン
欠乏症…………悪性貧血、末梢神経障害など
過剰症…………通常の食生活ではみられない
推奨量（成人）…男性2・4μg/日
女性2・4μg/日

ビタミンB_{12}は、ミネラルの一種であるコバルトを含み、結晶はきれいな赤い色をしているので「赤いビタミン」と呼ばれています。大きな特徴は、動物性食品に存在し、植物性食品にはほとんど含まれていないことです。

体内に入ったビタミンB_{12}は、胃壁から分泌される内因子というたんぱく質と結合し、小腸に運ばれて吸収されます。この内因子によってビタミンB_{12}の吸収量が調節されています。吸収されたあとは、肝臓や末梢組織などに運ばれ、補酵素として働きます。

ビタミンB_{12}は、赤血球のヘモグロビンの合成を助けます。また、細胞の遺伝物質であるDNA（デオキシリボ核酸）の合成を助けたり、神経細胞を正常に維持したりする働きがあります。

ビタミンB_{12}の主な働き

赤血球の形成を助ける

赤血球の寿命は短く、約4カ月しかありません。そのため常に新しい赤血球をつくる必要があります。ビタミンB_{12}は補酵素として、赤血球がつくられるときにヘモグロビンの合成を助けます。葉酸との関係が深く、このような造血作用も葉酸とともに働きます。

鉄が不足すると鉄欠乏性貧血になり、ビタミンB_{12}が不足した貧血は悪性貧血（巨赤芽球性貧血）と呼ばれます。

ビタミンB_{12}の特徴と作用

- 水に溶けやすい
- 光に弱い
- 動物性食品に含まれる
- 赤血球の形成を助ける
- DNAの合成を助ける
- 傷ついた神経の修復など神経系の機能の維持に働く
- たんぱく質の代謝に関わる
- 脂質の代謝に関わる
- 動脈硬化の予防に関わる
- 腸内細菌によって体内でつくられる

DNAの合成を助ける

ビタミンB_{12}は、細胞の重要な遺伝情報であるDNAの合成に必要な葉酸の働きを助けます。赤血球をつくる骨髄や生殖器の精巣や卵巣など、細胞分裂の活発な組織ほどビタミンB_{12}の必要性が高まります。

神経細胞を正常に維持する

ビタミンB_{12}は神経細胞の生成に関わっています。ダメージを受けた末梢神経を修復するなど、正常な神経系の維持に働きます。

そのほか

葉酸とともにたんぱく質や脂質の代謝に補酵素として関わっています。

また、ビタミンB_6、葉酸とともに動脈硬化の危険因子となる血液中のホモシステインの代謝を調節します（75ページ参照）。

必要な量はどのくらい？

ビタミンB12の1日の推奨量については、81ページの表のとおりです。推奨量は成人男性、成人女性ともに2・4㎍です。この数値は、欠乏症である悪性貧血の治療成績に基づき、血液中のビタミンB12の濃度を適切に維持できる量として算出されました。

不足した場合

ビタミンB12は、腸内細菌によってもつくられるので、不足することはまずありません。ただし、ビタミンB12の吸収には、胃壁から分泌される内因子というたんぱく質が必要なため、胃の摘出手術をして内因子の分泌量が不足してしまった人は、ビタミンB12の吸収率が低下します。

また、萎縮性胃炎（胃の粘膜が萎縮して炎症が起こる病気）などが原因で、胃酸の分泌量が低い高齢者なども、ビタミンB12の吸収率が低下するため注意しましょう。

ビタミンB12が不足すると、骨髄でのＤＮＡの合成に異常が起こり、赤血球になる前段階の赤芽球が巨大化し、正常な赤血球が減少してしまいます。その結果、**巨赤芽球性貧血**という貧血になり、動悸やめまい、舌炎、下痢、嘔吐などの症状が現れます。

また、ビタミンB12の不足によって、手足のしびれや痛みなどを症状とする**末梢神経障害**が起こることがあります。

とりすぎた場合

ビタミンB12は、胃から分泌される内因子によって吸収量が調節されているので、過剰に摂取した分は尿中に排泄されます。

サプリメントなどを利用した場合も、体内への吸収量は調節されるので、過剰摂取になることはありません。

■ビタミンB_{12}の食事摂取基準（μg/日）[*1]

性別	男性			女性		
年齢等	推定平均必要量	推奨量	目安量	推定平均必要量	推奨量	目安量
0～5（月）	—	—	0.4	—	—	0.4
6～11（月）	—	—	0.5	—	—	0.5
1～2（歳）	0.8	0.9	—	0.8	0.9	—
3～5（歳）	0.9	1.1	—	0.9	1.1	—
6～7（歳）	1.1	1.3	—	1.1	1.3	—
8～9（歳）	1.3	1.6	—	1.3	1.6	—
10～11（歳）	1.6	1.9	—	1.6	1.9	—
12～14（歳）	2.0	2.4	—	2.0	2.4	—
15～17（歳）	2.0	2.4	—	2.0	2.4	—
18～29（歳）	2.0	2.4	—	2.0	2.4	—
30～49（歳）	2.0	2.4	—	2.0	2.4	—
50～64（歳）	2.0	2.4	—	2.0	2.4	—
65～74（歳）	2.0	2.4	—	2.0	2.4	—
75以上（歳）	2.0	2.4	—	2.0	2.4	—
妊婦（付加量）				+0.3	+0.4	—
授乳婦（付加量）				+0.7	+0.8	—

＊1 シアノコバラミン（分子量＝1,355.37）の重量として示した。
出典：「日本人の食事摂取基準（2020年版）」

Memo

ビタミンB12は食事で少しずつとろう

ビタミンといえば野菜や果物に多く含まれると思われがちですが、ビタミンB12を多く含む食品には偏りがあり、植物性食品にはほとんど含まれません。余分に摂取しても、内因子の分泌量の範囲内でしか吸収されないので、一度に多量のビタミンB12を含む食品をとるよりも、朝、昼、晩の食事で少量ずつとるほうがよいでしょう。また、肉や魚、卵、乳製品などを食べず、植物性食品だけの食事を続けているビーガン（完全菜食主義）の人は、ビタミンB12が不足しないよう注意が必要です。

ビタミンB_{12}を多く含む食品

●ビタミンB_{12}を効率よくとるには

ビタミンB_{12}は、基本的に動物性食品だけに含まれています。主に動物の肝臓に貯蓄されているので、牛・豚・鶏のレバーや、内臓も含めて食べられる魚などがおすすめです。貝類も種類を問わず、ビタミンB_{12}が豊富です。また、例外的に植物性食品では、のりにビタミンB_{12}が含まれています。

□可食部100g中のビタミンB_{12}の量
■1食分のビタミンB_{12}の目安量

肉類

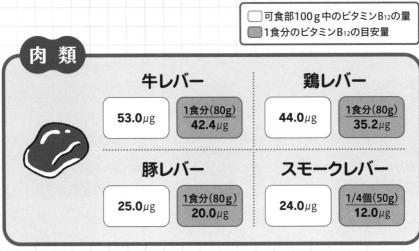

食品	可食部100g中	1食分の目安量
牛レバー	53.0μg	1食分(80g) 42.4μg
鶏レバー	44.0μg	1食分(80g) 35.2μg
豚レバー	25.0μg	1食分(80g) 20.0μg
スモークレバー	24.0μg	1/4個(50g) 12.0μg

乳類

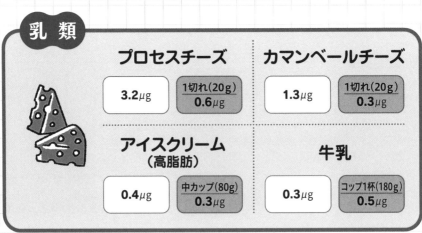

食品	可食部100g中	1食分の目安量
プロセスチーズ	3.2μg	1切れ(20g) 0.6μg
カマンベールチーズ	1.3μg	1切れ(20g) 0.3μg
アイスクリーム(高脂肪)	0.4μg	中カップ(80g) 0.3μg
牛乳	0.3μg	コップ1杯(180g) 0.5μg

魚介類

食品	100gあたり	目安量
しじみ	68.0μg	20個(20g) 13.6μg
赤貝	59.0μg	むき身2枚(30g) 17.7μg
すじこ	54.0μg	大さじ1(18g) 9.7μg
あさり	52.0μg	10個(40g) 20.8μg
ほっき貝	48.0μg	2個(40g) 19.2μg
はまぐり	28.0μg	2個(30g) 8.4μg
かき(養殖)	23.0μg	むき身2個(30g) 6.9μg
まいわし	16.0μg	2尾(120g) 19.2μg
さんま(皮つき)	16.0μg	1尾(100g) 16.0μg
まさば	13.0μg	1/4尾(80g) 10.4μg

水溶性ビタミン

葉酸

葉酸は、ほうれん草の抽出液から発見されたビタミンで、ビタミンB群の一種です。その名のとおり緑黄色野菜に豊富に含まれています。葉酸はビタミンB_{12}とともに、補酵素として赤血球の形成を助けたり、皮膚や粘膜の正常な働きを維持したりします。

また、遺伝物質であるＤＮＡ（デオキシリボ核酸）やたんぱく質の合成を促し、細胞の産生や再生を助けます。細胞の分裂や成熟に大きく関与するため発育にかかせません。とくに妊娠初期は、器官形成期といって胎児の脳や神経が発達する時期です。妊娠の可能性のある時期から妊娠中をとおして、葉酸が不足しないよう適量を摂取することが大切です。

Data

化学名……………プテロイルモノグルタミン酸
欠乏症……………巨赤芽球性貧血、胎児の神経管閉鎖障害など
過剰症……………通常の食生活ではみられない
推奨量（成人）…男性２４０μg／日
女性２４０μg／日

葉酸の主な働き

ＤＮＡの合成を助ける

葉酸は、細胞の重要な遺伝情報であるＤＮＡの合成や代謝に関わる酵素を助けています。ＤＮＡの合成が正常に維持されれば、細胞分裂のたびに情報が正確に写し取られていきます。細胞の分裂や成熟を大きく左右するビタミンなのです。

葉酸は細胞分裂を盛んに繰り返し、発育を続けている胎児にとっては重要です。とくに妊娠初期は、胎児の脳や脊髄に発達する器官である神経管が形成される時期なので、葉酸の摂取はとても大

葉酸の特徴と作用

- 水に溶けやすい
- 光に弱い
- 熱に弱い
- 造血機能に関わる
- DNAの合成を助ける
- 細胞分裂が盛んな胎児の発育を支える
- 動脈硬化の予防に関わる
- 腸内細菌によって体内でつくられる

切です。

造血機能に関わる

赤血球の寿命は短く、約4カ月しかありません。そのため常に新しい赤血球をつくる必要があります。葉酸はビタミンB_{12}とともに、造血機能に関与しています。

動脈硬化を予防する

葉酸はビタミンB_6、ビタミンB_{12}とともに、血液中のホモシステインの増加を抑え、動脈硬化の予防に役立ちます（75ページ参照）。

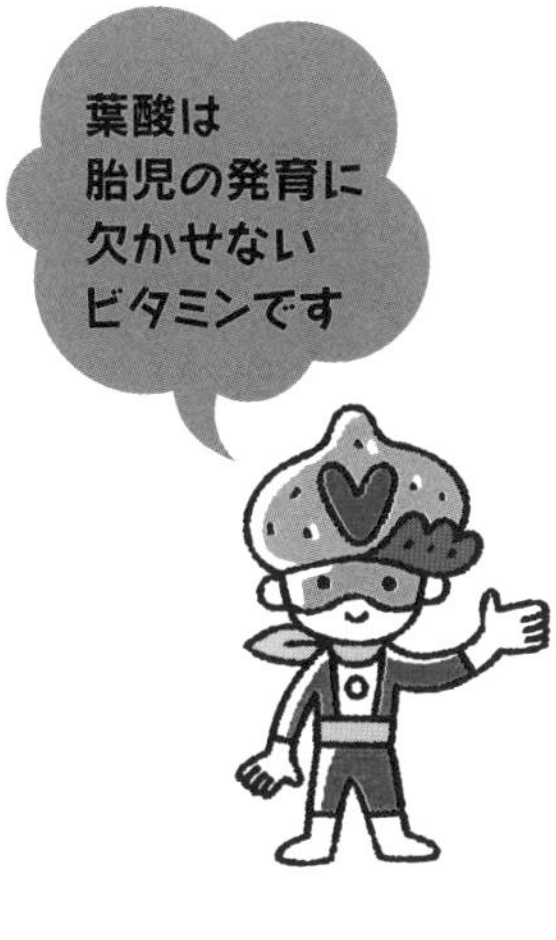
葉酸は
胎児の発育に
欠かせない
ビタミンです

必要な量はどのくらい?

葉酸の1日の推奨量については、87ページの表のとおりです。推奨量は成人男性、成人女性ともに240μgです。この数値は、葉酸の欠乏症である巨赤芽球性貧血を予防するために必要な量に基づいています。

また、通常の食品から摂取していれば、過剰摂取による健康障害が起こることはまずありませんが、サプリメントや強化食品をとりすぎると、健康障害が起こることが考えられます。そのため、「食事摂取基準」では、サプリメントなどから摂取する葉酸(プテロイルモノグルタミン酸)を対象に、摂取量の耐容上限を設定しています。

また、葉酸はとくに胎児にとって重要な成分です。妊娠を計画している女性、妊娠の可能性のある女性および妊娠初期は、胎児の**神経管閉鎖障害**を予防するため、葉酸のサプリメントを1日400μg摂取することが推奨されています。

不足した場合

葉酸はDNAの合成に関与し、細胞の増殖と深い関係があります。葉酸が不足すると、骨髄でのDNAの合成に異常が起こり、赤血球になる前段階の赤芽球が巨大化し、正常な赤血球が減少してしまいます。その結果、**巨赤芽球性貧血**になります。また、妊娠のごく初期に葉酸が不足すると、胎児の神経管閉鎖障害(脳や脊髄の神経管の形成が妨げられて起こる無脳症や二分脊椎など)の危険性が高まります。

とりすぎた場合

一般的な食品から葉酸を摂取していれば、とりすぎによる健康障害が起こることはありません。ただし、サプリメントや葉酸の強化食品などを多量に摂取した場合に、**神経症状**が発現したり悪化したりした例が報告されています。

■葉酸の食事摂取基準（μg/日）[*1]

性別	男性				女性			
年齢等	推定平均必要量	推奨量	目安量	耐容上限量[*2]	推定平均必要量	推奨量	目安量	耐容上限量[*2]
0～5（月）	—	—	40	—	—	—	40	—
6～11（月）	—	—	60	—	—	—	60	—
1～2（歳）	80	90	—	200	90	90	—	200
3～5（歳）	90	110	—	300	90	110	—	300
6～7（歳）	110	140	—	400	110	140	—	400
8～9（歳）	130	160	—	500	130	160	—	500
10～11（歳）	160	190	—	700	160	190	—	700
12～14（歳）	200	240	—	900	200	240	—	900
15～17（歳）	220	240	—	900	200	240	—	900
18～29（歳）	200	240	—	900	200	240	—	900
30～49（歳）	200	240	—	1,000	200	240	—	1,000
50～64（歳）	200	240	—	1,000	200	240	—	1,000
65～74（歳）	200	240	—	900	200	240	—	900
75以上（歳）	200	240	—	900	200	240	—	900
妊婦（付加量）[*3,4]					+200	+240	—	—
授乳婦（付加量）					+80	+100	—	—

＊1 プテロイルモノグルタミン酸（分子量＝441.40）の重量として示した。
＊2 通常の食品以外の食品に含まれる葉酸（狭義の葉酸）に適用する。
＊3 妊娠を計画している女性、妊娠の可能性がある女性及び妊娠初期の妊婦は、胎児の神経管閉鎖障害のリスク低減のために、通常の食品以外の食品に含まれる葉酸（狭義の葉酸）を400μg/日摂取することが望まれる。
＊4 付加量は、中期及び後期にのみ設定した。
出典：「日本人の食事摂取基準（2020年版）」

葉酸はビタミンB_{12}と深く関わり、DNAの合成や正常な赤血球をつくるときも協力し合っています。どちらも不足しないようにしましょう

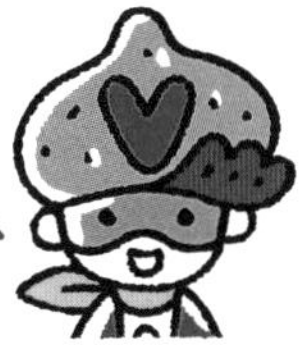

葉酸を多く含む食品

●葉酸を効率よくとるには

葉酸はほうれん草やモロヘイヤなどの緑黄色野菜や果物、大豆などに多く含まれています。ゆでるなどの調理法で損失しやすい栄養素なので、野菜のゆですぎには注意しましょう。葉酸を多く含む動物性食品は少ないですが、肉のレバーには多く含まれています。

□可食部100g中の葉酸の量
■1食分の葉酸の目安量

果物類

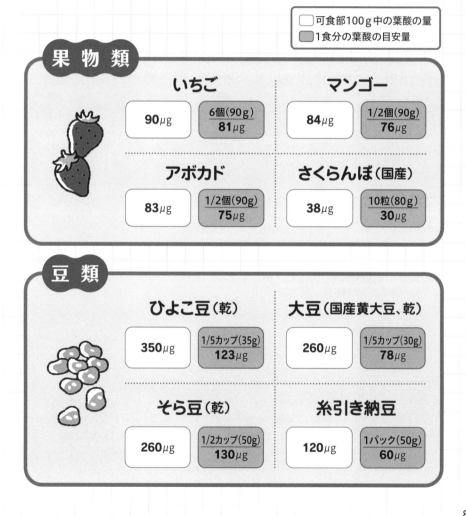

食品	可食部100g中の葉酸の量	1食分の葉酸の目安量
いちご	90μg	6個(90g) 81μg
マンゴー	84μg	1/2個(90g) 76μg
アボカド	83μg	1/2個(90g) 75μg
さくらんぼ(国産)	38μg	10粒(80g) 30μg

豆類

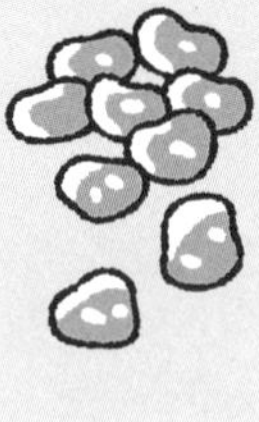

食品	可食部100g中の葉酸の量	1食分の葉酸の目安量
ひよこ豆(乾)	350μg	1/5カップ(35g) 123μg
大豆(国産黄大豆、乾)	260μg	1/5カップ(30g) 78μg
そら豆(乾)	260μg	1/2カップ(50g) 130μg
糸引き納豆	120μg	1パック(50g) 60μg

野菜類

菜の花（和種）

340μg	1/2束（50g） 170μg

枝豆（ゆで）

260μg	1/3袋（50g） 130μg

モロヘイヤ

250μg	1/4束（60g） 150μg

芽キャベツ

240μg	5個（75g） 180μg

ブロッコリー

220μg	1/4個（60g） 132μg

ほうれん草

210μg	1/4束（60g） 126μg

そのほか

鶏レバー

1,300μg	1食分（80g） 1,040μg

牛レバー

1,000μg	1食分（80g） 800μg

生うに

360μg	3片（20g） 72μg

帆立て貝

87μg	1個（110g） 96μg

水溶性ビタミン

パントテン酸

パントテン酸は、酵母の成長を促進する成分として発見された栄養素です。ビタミンB群の一種で、かつてはビタミンB_5と呼ばれていました。パントテン酸はギリシャ語で「どこにでもある酸」という意味です。その名のとおり、動物性食品にも植物性食品にも広く含まれています。

パントテン酸の主な働き

エネルギー代謝に欠かせない

パントテン酸は、糖質代謝、脂質代謝、アミノ酸代謝に広く関わり、エネルギー代謝の重要な役割を担っています。

食品から摂取した糖質、たんぱく質、脂質などのエネルギー産生栄養素は、酵素によって分解され、アデノシン三リン酸（ATP）というエネルギー物質に変えられます。そして、ATPは筋肉を動かすときなどに利用されます。

体内に吸収されたパントテン酸は、**コエンザイムA**（CoA）という補酵素の構成成分になります。コエンザイムAは体内に広く分布し、ATPを生み出す過程で、非常に多くの酵素の補酵素として働きます。

そのほか

パントテン酸は、脂肪酸やコレステロール、各種ホルモンなどの合成にも関わっています。

Data

化学名……………パントテン酸
欠乏症……………通常の食生活ではみられない
過剰症……………通常の食生活ではみられない
推奨量（成人）…男性5～6㎎／日
女性5㎎／日

■パントテン酸の食事摂取基準（mg/日）

性別	男性	女性
年齢等	目安量	目安量
0～5（月）	4	4
6～11（月）	5	5
1～2（歳）	3	4
3～5（歳）	4	4
6～7（歳）	5	5
8～9（歳）	6	5
10～11（歳）	6	6
12～14（歳）	7	6
15～17（歳）	7	6
18～29（歳）	5	5
30～49（歳）	5	5
50～64（歳）	6	5
65～74（歳）	6	5
75以上（歳）	6	5

＊妊婦の目安量は5mg/日、授乳婦は6mg/日
出典：「日本人の食事摂取基準（2020年版）」

必要な量はどのくらい？

パントテン酸の1日の目安量については表のとおりです。目安量は成人男性の場合は5～6mg、成人女性の場合は5mgです。この数値は、日本人が摂取している平均的なパントテン酸の摂取量に基づいています。

不足した場合・とりすぎた場合

広く食品に含まれているので、通常の食生活であれば、パントテン酸が不足することはまずありません。まれに不足した場合は、**成長障害**や**副腎障害**、**手足のしびれ**と**灼熱感**、**頭痛**などを起こすことがあります。

また、パントテン酸をとりすぎた場合、過剰分は速やかに尿中に排泄されます。過剰症を起こす心配はありません。

パントテン酸を多く含む食品

●パントテン酸を効率よくとるには

パントテン酸は、動物性食品にも植物性食品にも幅広く含まれています。水溶性なので、みそ汁やスープ、あんかけなどで汁ごと一緒にとるのがおすすめです。干ししいたけにもパントテン酸が含まれているので、戻し汁をだしとしてスープなどに利用しましょう。

□可食部100g中のパントテン酸の量
■1食分のパントテン酸の目安量

魚介類

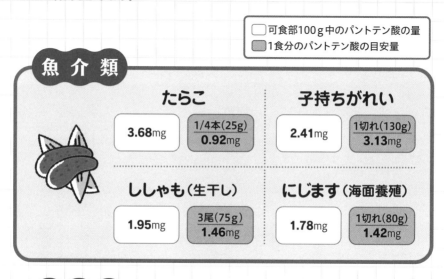

食品	可食部100g中	1食分の目安量
たらこ	3.68mg	1/4本(25g) 0.92mg
子持ちがれい	2.41mg	1切れ(130g) 3.13mg
ししゃも(生干し)	1.95mg	3尾(75g) 1.46mg
にじます(海面養殖)	1.78mg	1切れ(80g) 1.42mg

きのこ類

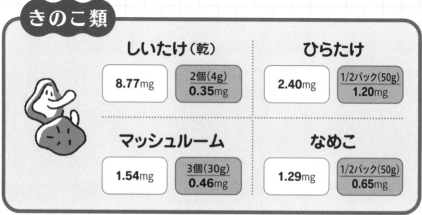

食品	可食部100g中	1食分の目安量
しいたけ(乾)	8.77mg	2個(4g) 0.35mg
ひらたけ	2.40mg	1/2パック(50g) 1.20mg
マッシュルーム	1.54mg	3個(30g) 0.46mg
なめこ	1.29mg	1/2パック(50g) 0.65mg

肉類

鶏レバー

10.00mg

1食分(80g) 8.00mg

豚レバー

7.19mg

1食分(80g) 5.75mg

鶏ささ身(若鶏)

2.07mg

2本(80g) 1.66mg

鶏胸肉(若鶏、皮つき)

1.74mg

1/2枚(100g) 1.74mg

そのほか

糸引き納豆

3.60mg

1パック(50g) 1.80mg

落花生(大粒種、いり)

2.20mg

15粒(10g) 0.22mg

モロヘイヤ

1.83mg

1/4束(60g) 1.10mg

アボカド

1.55mg

1/2個(90g) 1.40mg

カリフラワー

1.30mg

1/6個(75g) 0.98mg

鶏卵

1.16mg

1個(50g) 0.58mg

水溶性ビタミン
ビオチン

ビオチンは皮膚炎を予防する成分として、また酵母の生育を促す成分として発見されました。ビタミンB群の一種で、食品中に幅広く含まれています。皮膚炎の予防に関わることから、ビタミンH（Hはドイツ語の皮膚＝Ｈａｕｔの頭文字）とも呼ばれています。

ビオチンの主な働き

糖質のリサイクルに不可欠

体内に入ったビオチンは、たんぱく質と結合して、**カルボキシラーゼ**という酵素の働きを助ける補酵素になります。

カルボキシラーゼは糖質のリサイクルに関わっています。糖質がエネルギーになる過程でピルビン酸という物質が生じますが、このピルビン酸が再び糖質に再合成されるときにカルボキシラーゼが作用します。

さらに、カルボキシラーゼは脂質やたんぱく質の代謝にも関わっています。

そのほか

ビオチンは**皮膚や粘膜**、**爪**、**髪などを健康な状態に保つ**働きがあります。また、抗炎症物質を生成することによって**アレルギー症状を緩和**する作用があります。アトピー性皮膚炎の治療にも医薬品として使われています。

Data

化学名……………ビオチン
欠乏症……………皮膚炎など
過剰症……………通常の食生活ではみられない
目安量（成人）…男性50μg／日
女性50μg／日

■ビオチンの食事摂取基準（μg/日）

性別	男性	女性
年齢等	目安量	目安量
0〜5（月）	4	4
6〜11（月）	5	5
1〜2（歳）	20	20
3〜5（歳）	20	20
6〜7（歳）	30	30
8〜9（歳）	30	30
10〜11（歳）	40	40
12〜14（歳）	50	50
15〜17（歳）	50	50
18〜29（歳）	50	50
30〜49（歳）	50	50
50〜64（歳）	50	50
65〜74（歳）	50	50
75以上（歳）	50	50

＊妊婦・授乳婦の目安量は50μg/日
出典：「日本人の食事摂取基準（2020年版）」

必要な量はどのくらい？

ビオチンの1日の目安量は表のとおりです。目安量は成人男性、成人女性ともに50μgです。この数値は、実際に食事からどの程度ビオチンを摂取したのかを調べる方法（トータルダイエット法）によって算出されました。

不足した場合・とりすぎた場合

一般的な食事でビオチンが不足することはまれですが、生卵白を1日に大量にとり続けると、卵白に含まれるアビジンというたんぱく質がビオチンの吸収を妨げることがあります。ビオチンが不足した場合は、**皮膚炎**や**食欲不振**、**吐き気**、**むかつき**、**憂うつ感**などを引き起こします。

また、ビオチンをとりすぎても尿中に排泄されるので、過剰摂取になることはほとんどありません。

ビオチンを多く含む食品

●ビオチンを効率よくとるには

ビオチンは肉類や魚介類、種実類に多く含まれています。ナッツをつまみやおやつにしたり、ナッツの和え物にしたり、揚げ物の衣にナッツを利用したりするのもよいでしょう。また、生卵（卵白）は大量にとり続けるとビオチンの吸収を妨げてしまうので注意しましょう。

□可食部100g中のビオチンの量
■1食分のビオチンの目安量

種実類

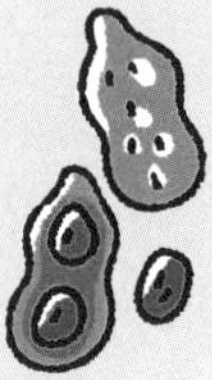

食品	可食部100g中	1食分の目安量
落花生（大粒種、いり）	110.0μg	15粒（10g） 11.0μg
アーモンド（フライ、味つけ）	60.0μg	10粒（15g） 9.0μg
ヘーゼルナッツ（フライ、味つけ）	82.0μg	10粒（15g） 12.3μg
ピーナッツバター	79.0μg	大さじ1（12g） 9.5μg

魚介類

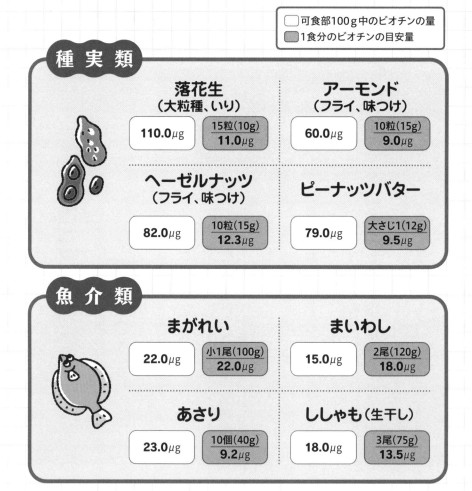

食品	可食部100g中	1食分の目安量
まがれい	22.0μg	小1尾（100g） 22.0μg
まいわし	15.0μg	2尾（120g） 18.0μg
あさり	23.0μg	10個（40g） 9.2μg
ししゃも（生干し）	18.0μg	3尾（75g） 13.5μg

肉類

鶏レバー

230.0μg	1食分(80g) 184.0μg

スモークレバー

130.0μg	1/4個(50g) 65.0μg

豚レバー

80.0μg	1食分(80g) 64.0μg

牛レバー

76.0μg	1食分(80g) 60.8μg

そのほか

青のり(素干し)

71.0μg	大さじ1(3g) 2.1μg

卵黄

65.0μg	1個(16g) 10.4μg

大豆(国産黄大豆、乾)

28.0μg	1/5カップ(30g) 8.4μg

鶏卵

24.0μg	1個(50g) 12.0μg

まいたけ

24.0μg	1/2パック(50g) 12.0μg

糸引き納豆

18.0μg	1パック(50g) 9.0μg

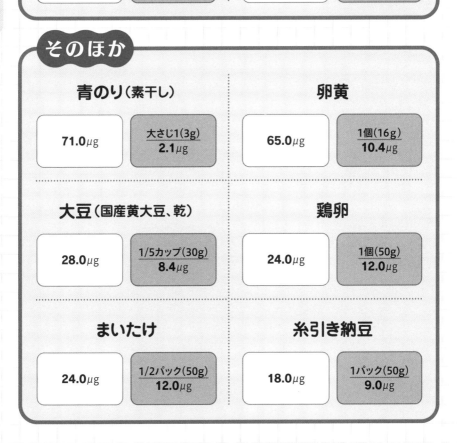

水溶性ビタミン

ビタミンC

Data

化学名……アスコルビン酸
欠乏症……壊血病など
過剰症……通常の食生活ではみられない
推奨量……男性100mg/日
女性100mg/日

ビタミンCは皮膚のシミを防ぐビタミンとして、よく知られています。もともとは柑橘類の果汁から抽出した成分が、壊血病を予防する働きがあることがわかり、その成分をビタミンCと命名することになりました。

ビタミンCはコラーゲンを構成するアミノ酸の生成に深く関わっています。コラーゲンは細胞と細胞をつなぐ結合組織や、骨などに含まれる繊維状のたんぱく質です。体の全たんぱく質の約30%を占め、そのうちの40%は皮膚に、20%は骨や軟骨に存在しており、血管や内臓など体の組織にも広く分布しています。

また、強い抗酸化作用があり、コレステロールや脂肪酸の代謝にも関与しています。

ビタミンCの主な働き

コラーゲンの合成に関わる

ビタミンCはコラーゲンの合成に欠かせません。コラーゲンは、細胞と細胞をつなぐ接着剤のような役割をしています。体の組織を支える重要なたんぱく質です。

強い抗酸化作用

ビタミンCには、強い抗酸化作用があり、さまざまな物質の化学反応に関わり、多くの生理作用を促進させます。

ビタミンCの特徴と作用

- 水に溶けやすい
- 熱に弱い
- コラーゲンの合成に不可欠
- 鉄の吸収を助け、貧血予防に役立つ
- 副腎皮質ホルモンなどの合成に関わり、ストレスに抵抗できるように働く
- 抗酸化作用があり、生体内でビタミンEとともに働くことで活性酸素を除去して、細胞を保護している

さらに、体内で発生する活性酸素を取り除き、細胞を保護します。とくにビタミンEとともに働くことで相乗効果を発揮します。老化や動脈硬化などの予防効果が期待されています。

鉄の吸収を促進する

ビタミンCは、鉄の吸収を促進する働きがあり、鉄とビタミンCを一緒にとると、鉄の吸収率が高まります。鉄欠乏性貧血の予防に役立ちます。

そのほか

ドーパミンやノルアドレナリンなどの神経伝達物質の合成に関わっています。また、抗炎症作用、抗ストレス作用などがある副腎皮質ホルモンの合成にもビタミンCが必要です。

さらに、皮膚で紫外線を受けると、チロシンというアミノ酸がチロシンキナーゼという酵素の作用を受けて、黒い色素（メラニン）がつくられます。ビタミンCはチロシンキナーゼの働きを抑制し、シミを防ぎます。

必要な量はどのくらい？

ビタミンCの1日の推奨量については、101ページの表のとおりです。推奨量は成人男性の場合も成人女性の場合も100㎎です。ビタミンCの欠乏症である壊血病は、1日当たり10㎎程度摂取していれば発症しません。そのため推奨量は、ビタミンCの抗酸化作用や、心臓血管系の病気の予防効果に基づいて算出されています。

不足した場合

ビタミンCが不足した状態が長く続くと、コラーゲンが合成できないために血管がもろくなり、出血しやすくなって**壊血病**になります。

壊血病では、皮下にアザができたり、歯茎から出血が起こったりします。さらに貧血や疲労感、イライラ、脱力感などの症状もみられることがあります。

とりすぎた場合

ビタミンCは、とりすぎると速やかに尿に排泄されるため、通常の食生活をしていれば過剰摂取になることはありません。

ただし、サプリメントなどで1日3～4gのビタミンCを摂取したところ、**下痢**を起こしたという報告があります。ビタミンCは通常の食事から摂取することを基本にし、1日に1g以上のサプリメントを摂取することはすすめられません。

ビタミンCの
サプリメントは
用量を
守りましょう

■ビタミンCの食事摂取基準（mg/日）*1

性別	男性			女性		
年齢等	推定平均必要量	推奨量	目安量	推定平均必要量	推奨量	目安量
0～5（月）	—	—	40	—	—	40
6～11（月）	—	—	40	—	—	40
1～2（歳）	35	40	—	35	40	—
3～5（歳）	40	50	—	40	50	—
6～7（歳）	50	60	—	50	60	—
8～9（歳）	60	70	—	60	70	—
10～11（歳）	70	85	—	70	85	—
12～14（歳）	85	100	—	85	100	—
15～17（歳）	85	100	—	85	100	—
18～29（歳）	85	100	—	85	100	—
30～49（歳）	85	100	—	85	100	—
50～64（歳）	85	100	—	85	100	—
65～74（歳）	80	100	—	80	100	—
75以上（歳）	80	100	—	80	100	—
妊婦（付加量）				+10	+10	—
授乳婦（付加量）				+40	+45	—

＊1 L-アスコルビン酸（分子量＝176.12）の重量で示した。
特記事項：推定平均必要量は、ビタミンCの欠乏症である壊血病を予防するに足る最小量からではなく、心臓血管系の疾病予防効果及び抗酸化作用の観点から算定。
出典：「日本人の食事摂取基準（2020年版）」

Memo

すっぱい果物ほどビタミンCが多い？

ビタミンCというと、レモンのように酸味の強い果物をイメージする人が多いようです。でも、酸味の成分は、ビタミンCではありません。たとえばレモン果汁の100g中のビタミンCは50mg、パプリカ（赤）はレモン果汁より多く100g中170mgのビタミンCを含んでいますが、酸味を感じることはほとんどないでしょう。レモンの酸味の主な成分はクエン酸です。クエン酸は柑橘系の果物や梅干しなどに多く含まれています。酸味が強くてもビタミンCが多いとはいえません。

ビタミンCを多く含む食品

●ビタミンCを効率よくとるには

ビタミンCは野菜や果物に豊富に含まれ、動物性食品にはほとんど含まれていません。水溶性なので洗ったりゆでたりすると流失してしまいます。野菜は電子レンジで加熱したり、スープにしたりして汁も一緒にとると損失が少なくなります。収穫後ビタミンCは少しずつ減っていくので早めに食べましょう。

□可食部100g中のビタミンCの量
■1食分のビタミンCの目安量

果物類

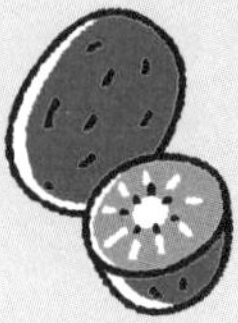

食品	可食部100g中のビタミンCの量	1食分のビタミンCの目安量
キウイフルーツ（黄肉種）	140mg	1個(90g) 126mg
甘柿	70mg	1/2個(100g) 70mg
いちご	62mg	6個(90g) 56mg
オレンジ（ネーブル）	60mg	1/2個(75g) 45mg

ワンポイント　じゃがいもはビタミンCの損失が少ない

意外にビタミンCを多く含んでいるのがいも類で、じゃがいもには「大地のりんご」という別名があるほど。いもに含まれるビタミンCはでんぷんに囲まれているため調理による損失が少ないのが特徴です。たとえばブロッコリー100gには140mgのビタミンCが含まれていますが､ゆでると約55mgと半分以下になります。じゃがいも中1個（150g）のビタミンCの量は42mgで、皮をむいてゆでると約27mgになり、少ない損失ですみます。

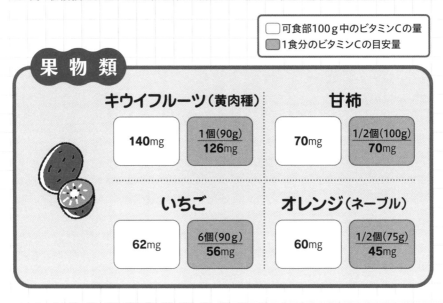

野菜類

食品	100gあたり	目安量あたり
パプリカ（赤）	170mg	1/2個（60g） 102mg
芽キャベツ	160mg	5個（75g） 120mg
パプリカ（黄）	150mg	1/2個（60g） 90mg
ブロッコリー	140mg	1/4個（60g） 84mg
菜の花（和種）	130mg	1/2束（50g） 65mg
カリフラワー	81mg	1/6個（75g） 61mg
ゴーヤー	76mg	1/2本（50g） 38mg
ししとう	57mg	8本（40g） 23mg
キャベツ	41mg	葉1枚（40g） 16mg
小松菜	39mg	1/4束（70g） 27mg

Column

日本人が発見した「ビタミンB_1」

農芸化学者だった鈴木梅太郎博士（1874-1943）は、米ぬかから脚気を予防する成分を抽出することに成功し、「オリザニン」と名付け、1912年にドイツの生化学誌に論文を発表しました。この脚気を予防する成分は、のちにビタミンB_1と命名された物質と同じです。しかし、このときの論文がドイツ語に翻訳される際、「これは新しい栄養素である」という1行が翻訳されなかったため、オリザニンは世界的な注目を浴びることがなく、ビタミンB_1の第一発見者であることは、日本国内でしか知られていません。

鈴木博士が1911年に東京化学会誌に発表した論文は、「オリザニンは脚気を防ぐ成分にとどまらず、人と動物の生存に不可欠な未知の栄養素である」とし、のちのビタミンの概念を提示したものでした。鈴木博士が東京化学会でオリザニンについて発表した12月13日は「ビタミンの日」とされています。

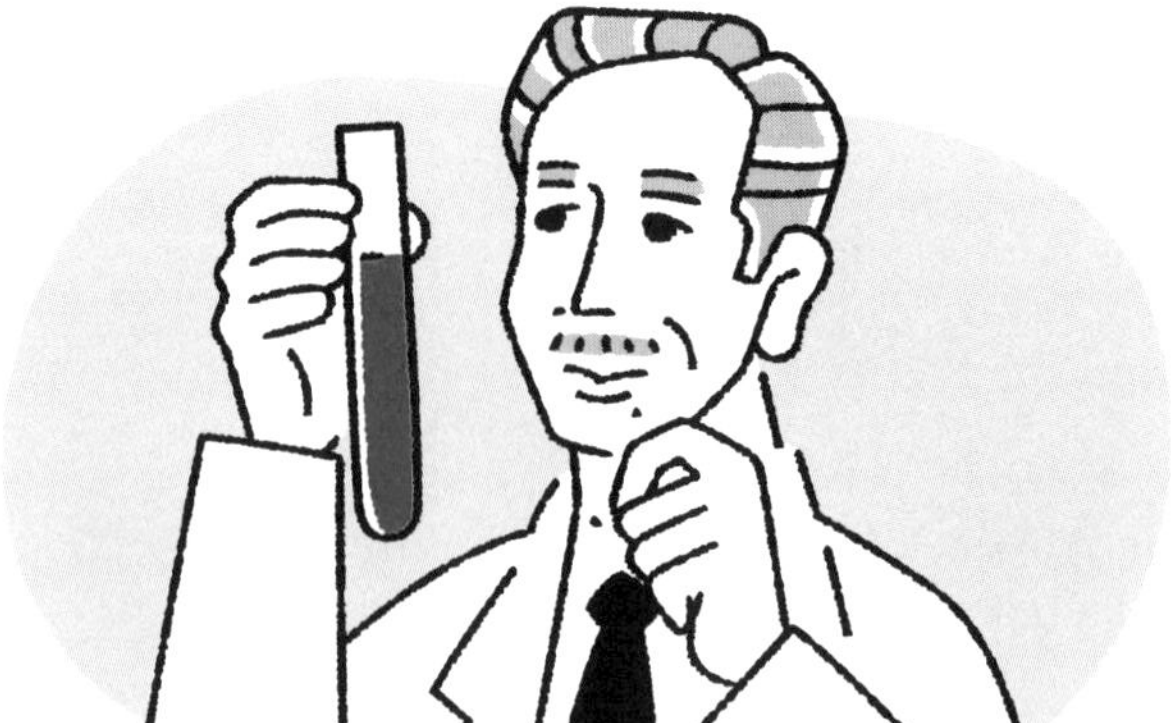

第3章

ミネラルの種類と働き

健康維持に欠かせない13種類の
ミネラルの働きや必要な量、不足した場合や
とりすぎた場合の症状などを紹介します。

ミネラルの種類

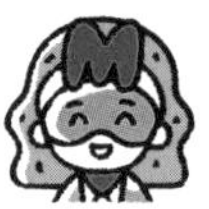

多量・微量ミネラルに分けられる

ミネラルは、大きく2つに分類できます。1日の必要量が約100mg以上の必須ミネラルを多量ミネラル、100mg未満の必須ミネラルを微量ミネラルといいます。

「日本人の食事摂取基準（2020年版）」では、多量ミネラル5種類、微量ミネラル8種類の基準値が設定されています。

体内のミネラルは常に一定の濃度で保たれていますが、この恒常性*は吸収量や体内の貯蓄量、排泄量などを調節することによって、維持されています。過剰症や欠乏症が現れるのは、恒常性が保てなくなるからです。

バランスよく摂取する

ミネラルは、①骨や歯（Ca、P、Mg）、赤血球のヘモグロビン（Fe）、甲状腺ホルモン（I）を構成する成分となり、②体液などの浸透圧やpH（酸・塩基平衡）を調節するとともに神経、筋肉の機能にも関わり（Na、K、Mg、Ca）、③酵素と結合して、体の機能を正常に維持する（Mg、Zn、Cu）など、体内で重要な働きをしています。

日本人はカルシウムや鉄などのミネラルが不足がちです。一方、ナトリウム（食塩）やリンは過剰に摂取する傾向があります。健康を維持するには、ミネラルをバランスよく摂取することが大切です。

＊恒常性：体温、血糖、免疫など、体内の状態を一定に保ち続けようとする機能

■ミネラルの種類と主な働き

分類	名称	主な働き	
多量ミネラル	ナトリウム(Na)	体液の浸透圧を調節する／神経伝達を正常に維持する／筋肉の弛緩・収縮に関わる	▶P108
	カリウム(K)	体液の浸透圧を調節する／神経伝達を正常に維持する／筋肉の弛緩・収縮に関わる／血圧を調節する	▶P114
	カルシウム(Ca)	骨や歯の構成成分になる／神経細胞の情報伝達に関わる／筋肉の収縮に関わる／血液凝固に関わり止血を促す	▶P120
	マグネシウム(Mg)	骨や歯の構成成分になる／神経細胞の情報伝達に関わる／筋肉の収縮に関わる／酵素の働きを助ける	▶P126
	リン(P)	骨や歯の構成成分になる／DNAなどの核酸やエネルギー物質(ATP)、リン脂質などの構成成分になる	▶P132
微量ミネラル	鉄(Fe)	赤血球のヘモグロビンや筋肉中のミオグロビンなどのヘムたんぱく質の構成成分になる	▶P138
	亜鉛(Zn)	活性酸素を分解する酵素(SOD*)やDNAを合成する酵素の構成成分になる／皮膚や粘膜の機能を正常に維持する	▶P144
	銅(Cu)	セルロプラスミンやSODの構成成分になる	▶P150
	マンガン(Mn)	MnSODの構成成分になる	▶P156
	ヨウ素(I)	甲状腺ホルモンの構成成分になる	▶P162
	セレン(Se)	抗酸化作用のある酵素(グルタチオンペルオキシダーゼ)の構成成分になる	▶P168
	クロム(Cr)	インスリンの作用を助ける	▶P172
	モリブデン(Mo)	酵素(亜硫酸オキシダーゼやキサンチンオキシダーゼ)の構成成分になる	▶P176

＊SOD：スーパーオキシドジスムターゼ

多量ミネラル

ナトリウム

Data

元素記号……Na
欠乏症……通常の食生活ではみられない
過剰症……高血圧症など
目標量（成人）……男性7・5g未満/日（食塩相当量）
女性6・5g未満/日（食塩相当量）

ナトリウムは、毎日の食事で食塩（塩化ナトリウム）や食塩を含む調味料として摂取している、最も身近なミネラルです。成人の体内に約100g（体重の0・14%）あり、約3分の1は骨、残りのほとんどは細胞外液（細胞の外の血漿《けっしょう》や細胞間液など）という体液に含まれています。

体内に入ったナトリウムは、小腸で吸収されたあと、大部分が腎臓から尿中へ排泄されます。体内のナトリウム量は腎臓で再吸収されることによって調節され、一定の濃度に保たれています。

ナトリウムは、細胞外液の量や浸透圧、酸・塩基平衡（pH）の調節など重要な役割を果たしています（115ページ参照）。

ナトリウムの主な働き

細胞外液の水分量や浸透圧を調節

ナトリウムは細胞内外の水分量を調節しています。細胞外液にはナトリウムが多く含まれ、細胞内液（細胞の中の体液）にはカリウムが多く含まれています。細胞膜にはポンプのような機能*が埋め込まれていて、細胞外液と細胞内液の量を調節することで、細胞の浸透圧（細胞の外側と内側の濃度を保つ仕組み）を維持したり、血液循環量を適切に保ったりしています。

ナトリウムをとりすぎると、細胞外液の濃度が

*ポンプのような機能：ナトリウムポンプと呼ばれる膜たんぱく質

ナトリウムの特徴と作用

- 体内に存在する量は体重の0.14%（70kgの人で約100g）
- 細胞の外の体液（細胞外液）に多く含まれる
- 細胞外液の浸透圧を調節する
- 血液循環量を正常に維持する
- 神経伝達を正常に維持する
- 筋肉の収縮・弛緩を正常に保つ
- 胆汁、膵液、腸液などの材料になる
- とりすぎると高血圧になりやすくなる

高くなります。それを薄めるために細胞内液の水分が血液中に移動します。その結果、血管を流れる血液量が増え、血管内の圧力が上がり、高血圧になりやすくなります。

一方、ナトリウムが不足すると細胞外液の水分が細胞内に移動し、血液量が減少して脱水（ナトリウム欠乏性脱水）を引き起こすことがあります。たとえば大量に汗をかくと、汗に含まれるナトリウムが多く失われるので補給が必要になります。

神経の伝達に関わる

ナトリウムは、神経の伝達を正常に維持します。神経細胞の細胞膜にもポンプの機能があり、細胞外液と細胞内液の濃度差が適切に維持されることで、スムーズに情報の伝達をすることができます。

そのほか

筋肉の収縮と弛緩にも関わっています。また、ナトリウムは胆汁、膵液、腸液などの材料となり消化や吸収を助けます。

必要な量はどのくらい？

ナトリウムの1日の必要量については、111ページの表のとおりです。推定平均必要量（食塩相当量）は成人男性、成人女性ともに1・5gです。ナトリウムは多くの食品に含まれ、調味料として使う頻度も高いので、通常の食生活をしていれば不足することはありません。むしろ、**過剰摂取によって高血圧などの生活習慣病を引き起こすリスクが高く**なります。

そのため「日本人の食事摂取基準」では、成人男性の場合は1日7・5g未満、成人女性の場合は6・5g未満という目標量を設定しています。この数値は、世界保健機構（WHO）が提唱する高血圧予防のための望ましい摂取量（1日5g未満）と、日本人の摂取量の中間値に基づいています。「日本人の食事摂取基準」の2005年版では、食塩相当量の目標量は1日10g未満（成人男性）でしたが、改訂のたびに引き下げられています。

不足した場合

通常の食生活をしていれば、ナトリウム（食塩）が不足することはありません。ただし、大量の汗をかいたり、激しい下痢をしたりしたときなどに補給できないと、食欲の低下や吐き気、めまいなどが起こることがあります。

とりすぎた場合

ナトリウム（食塩）をとりすぎると血液循環量が増え、むくみや**高血圧**が起こりやすくなります。また、食塩のとりすぎが慢性的になると、胃がんや脳卒中のリスクが高まることがさまざまな研究で報告されています。

高血圧は遺伝的な要因もありますが、発症を予防するには食塩の摂取量を減らすことが重要です。肥満の人は減量したり、習慣的に過度の飲酒をしないことも予防になります。

■ナトリウムの食事摂取基準(mg/日、( )は食塩相当量[g/日])*1

性別	男性			女性		
年齢等	推定平均必要量	目安量	目標量	推定平均必要量	目安量	目標量
0～5(月)	—	100(0.3)	—	—	100(0.3)	—
6～11(月)	—	600(1.5)	—	—	600(1.5)	—
1～2(歳)	—	—	(3.0未満)	—	—	(3.0未満)
3～5(歳)	—	—	(3.5未満)	—	—	(3.5未満)
6～7(歳)	—	—	(4.5未満)	—	—	(4.5未満)
8～9(歳)	—	—	(5.0未満)	—	—	(5.0未満)
10～11(歳)	—	—	(6.0未満)	—	—	(6.0未満)
12～14(歳)	—	—	(7.0未満)	—	—	(6.5未満)
15～17(歳)	—	—	(7.5未満)	—	—	(6.5未満)
18～29(歳)	600(1.5)	—	(7.5未満)	600(1.5)	—	(6.5未満)
30～49(歳)	600(1.5)	—	(7.5未満)	600(1.5)	—	(6.5未満)
50～64(歳)	600(1.5)	—	(7.5未満)	600(1.5)	—	(6.5未満)
65～74(歳)	600(1.5)	—	(7.5未満)	600(1.5)	—	(6.5未満)
75以上(歳)	600(1.5)	—	(7.5未満)	600(1.5)	—	(6.5未満)
妊婦				600(1.5)	—	(6.5未満)
授乳婦				600(1.5)	—	(6.5未満)

＊1 高血圧および慢性腎臓病(CKD)の重症化予防のための食塩相当量の量は、男女とも6.0g/日未満とした。
ナトリウムの基本単位は「mg」で表示しますが、1000mg以上は「g」表示になります。
出典:「日本人の食事摂取基準(2020年版)」

Memo

日本人の食塩の摂取量を減らすには

「国民・栄養健康調査(令和元年)」によると日本人の1日当たりの食塩摂取量は男性10.9g、女性9.3gでした。この10年間でみると男性は減少、女性も平成21～27年は減少しましたが、それ以降はほぼ横ばいです。漬物類や加工食品はナトリウム(食塩)が多く含まれていることがあるので控えめにしましょう。減塩タイプの調味料を使うのも一案です。また、野菜や果物をとってカリウムの摂取量を増やすとナトリウムの排泄が促されます(114ページ参照)。

ナトリウムを多く含む食品

●ナトリウムをとりすぎないようにするには

ナトリウムのとりすぎを防ぐには、薄味に慣れることが大切です。スパイスやハーブで香りを加えたり、酸味やうま味のある食材を使って、味に変化をつけたりすると、薄味でもおいしくいただけます。和食の場合は、だしの風味を生かして減塩するのもよいでしょう。

□可食部100g中の食塩相当量
■1食分の食塩相当量に換算した量

魚介類

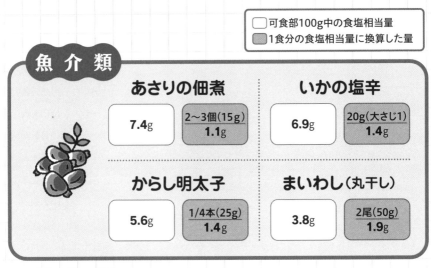

食品	可食部100g中の食塩相当量	1食分の食塩相当量に換算した量
あさりの佃煮	7.4g	2〜3個(15g) 1.1g
いかの塩辛	6.9g	20g(大さじ1) 1.4g
からし明太子	5.6g	1/4本(25g) 1.4g
まいわし(丸干し)	3.8g	2尾(50g) 1.9g

漬物類

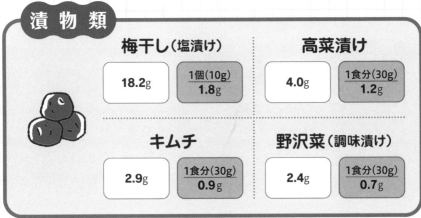

食品	可食部100g中の食塩相当量	1食分の食塩相当量に換算した量
梅干し(塩漬け)	18.2g	1個(10g) 1.8g
高菜漬け	4.0g	1食分(30g) 1.2g
キムチ	2.9g	1食分(30g) 0.9g
野沢菜(調味漬け)	2.4g	1食分(30g) 0.7g

調味料・だし

食品	100gあたり	目安量あたり
食塩	99.5g	小さじ1/2(3g) 3.0g
固形ブイヨン	43.2g	1個(5g) 2.2g
顆粒和風だし	40.6g	小さじ1(4g) 1.6g
トウバンジャン	17.8g	小さじ1(7g) 1.2g
薄口しょうゆ	16.0g	小さじ1(6g) 1.0g
濃口しょうゆ	14.5g	小さじ1(6g) 0.9g
米みそ(淡色辛みそ)	12.4g	大さじ1(18g) 2.2g
カレールウ	10.6g	1かけ(20g) 2.1g
ウスターソース	8.5g	小さじ1(6g) 0.5g
米みそ(甘みそ)	6.1g	大さじ1(18g) 1.1g

カリウム

多量ミネラル

カリウムは、成人の体内に約140g（体重の0・2%）あり、そのほとんどは細胞内液（細胞の中の体液）に含まれ、わずかな残りはほかの体液や骨に含まれています。

カリウムは、ナトリウムとバランスを取り合う関係にあり、細胞内液の量や浸透圧、酸・塩基平衡（pH）などの調節をしています。また、神経の伝達や筋肉の弛緩や収縮にも関わっています。

カリウムやナトリウムは腎臓から尿中に排泄されますが、カリウムの摂取量を増やすと、腎臓で行われるナトリウムの再吸収が抑えられ、尿への排泄が促されます。

食塩のとりすぎによる高血圧を防ぐためにも、カリウムを適量とることが大切です。

Data

元素記号……K
欠乏症……通常の食生活ではみられない
過剰症……通常の食生活ではみられない
目安量（成人）…男性2500mg／日
女性2000mg／日

カリウムの主な働き

細胞内液の水分量や浸透圧などを調節

カリウムは、細胞内外の水分の調節に関わっています。細胞外液（細胞の外側の水分）にはナトリウムが多く含まれ、細胞内液（細胞の内側の水分）にはカリウムが多く含まれています。

細胞膜にはポンプのような機能（108ページ参照）があります。細胞内のナトリウムを細胞外へ出し、細胞外のカリウムを細胞内に取り込みます。この作用によって、細胞の内外の水分量や浸透圧（細胞の外側と内側の濃度を保つ仕組み）

カリウムの特徴と作用

- 体内に存在する量は体重の0.2%(70kgの人で140g)
- 細胞の中の体液(細胞内液)に多く含まれる
- 細胞内液の浸透圧を調節する
- 血液循環量を正常に維持する
- 神経伝達を正常に維持する
- 筋肉の弛緩・収縮を正常に保つ
- 高血圧症や脳卒中を予防する

を維持しています。

また、カリウムはナトリウムとともに、酸・塩基平衡（pH）を維持する作用があります。pH値は酸性かアルカリ性かを示す数値ですが、人のpH値は常に一定の弱アルカリ性に保たれています。どちらかに傾くと、細胞の活動が低下し、さまざまな症状が現れます。

血圧を調節する

カリウムは、腎臓でのナトリウムの再吸収を抑制して尿中への排泄を促進したり、末梢血管を拡張させたりして血圧を下げる働きがあります。カリウムの摂取量を増やすと、高血圧や脳卒中の予防につながることが、動物実験や疫学研究で認められています。

そのほか

神経の伝達や、筋肉の弛緩・収縮にも関わっています。

必要な量はどのくらい?

カリウムの1日の目安量については、117ページの表のとおりです。目安量は成人男性の場合は2500mg、成人女性の場合は2000mgです。この数値は、体内のカリウム量を維持するために適切だと考えられる量です。

また、**カリウムは高血圧予防**に関わるので、目安量とは別に1日の目標量も定められています。成人男性の場合は3000mg以上、成人女性の場合は2600mg以上です。この数値は、世界保健機関（WHO）が提案する「高血圧予防のための望ましい摂取量」と、日本人が摂取している平均的なカリウム量に基づいています。

また、カリウムは単独で考えるのではなく、ナトリウムとカリウムの摂取比を考慮することも重要です。日本人はナトリウム摂取量が多くなりがちなので、一般的にはカリウムが豊富な食事が望ましいといえます。

不足した場合

通常の食生活をしていれば、カリウムが不足することはありません。下痢や嘔吐、大量の汗などでカリウムが失われると、**食欲不振**や**低血圧**、**不整脈**などが起こることがあります。

カリウムはナトリウムの排泄を促す作用があるので、日本人のナトリウムの摂取量を考えると積極的にとりたい栄養素です。

とりすぎた場合

通常の食生活をしていれば、カリウムのとりすぎになる心配はありません。

ただし、高齢者で腎臓の機能が低下していると、排泄する機能がうまく働かなくなり、血液中にカリウムが増加する**高カリウム血症**が発生しやすくなります。高カリウム血症では、疲労感や不整脈、精神・神経障害などが起こることがあります。

■カリウムの食事摂取基準（mg/日）

性別	男性		女性	
年齢等	目安量	目標量	目安量	目標量
0～5（月）	400	―	400	―
6～11（月）	700	―	700	―
1～2（歳）	900	―	900	―
3～5（歳）	1,000	1,400以上	1,000	1,400以上
6～7（歳）	1,300	1,800以上	1,200	1,800以上
8～9（歳）	1,500	2,000以上	1,500	2,000以上
10～11（歳）	1,800	2,200以上	1,800	2,000以上
12～14（歳）	2,300	2,400以上	1,900	2,400以上
15～17（歳）	2,700	3,000以上	2,000	2,600以上
18～29（歳）	2,500	3,000以上	2,000	2,600以上
30～49（歳）	2,500	3,000以上	2,000	2,600以上
50～64（歳）	2,500	3,000以上	2,000	2,600以上
65～74（歳）	2,500	3,000以上	2,000	2,600以上
75以上（歳）	2,500	3,000以上	2,000	2,600以上
妊婦			2,000	2,600以上
授乳婦			2,200	2,600以上

出典：「日本人の食事摂取基準（2020年版）」

Memo

野菜はゆでるとカリウムを損失

高血圧予防のために世界保健機関（WHO）では1日3,510mg以上のカリウムの摂取を推奨しています。ところが「国民健康・栄養調査（令和元年）」によると、日本人の平均摂取量は2,350mgです。カリウムは植物性食品に多く含まれ、野菜や果物に豊富ですが、野菜をゆですぎると、ゆで汁にカリウムが溶け出してしまいます。たとえばブロッコリーをゆでると、半量近くのカリウムを損失してしまいます。その点、じゃがいもはカリウムの残存率が高く、8割程度保てます。

カリウムを多く含む食品

●カリウムを効率よくとるには

カリウムは幅広い食品に含まれ、とくに多いのは野菜や果物、大豆、海藻、いも類などです。水溶性なので、ゆでるなどの調理で損失しやすい栄養素です。汁物は汁ごと食べるとカリウムもとれますが、調味料に含まれるナトリウムもとることになるので薄味を心がけましょう。

□可食部100g中のカリウムの量
■1食分のカリウムの目安量

野菜類

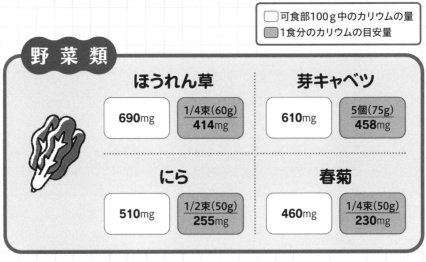

食品	可食部100g中	1食分の目安量
ほうれん草	690mg	1/4束(60g) 414mg
芽キャベツ	610mg	5個(75g) 458mg
にら	510mg	1/2束(50g) 255mg
春菊	460mg	1/4束(50g) 230mg

果物類

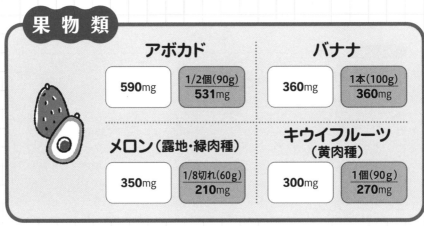

食品	可食部100g中	1食分の目安量
アボカド	590mg	1/2個(90g) 531mg
バナナ	360mg	1本(100g) 360mg
メロン（露地・緑肉種）	350mg	1/8切れ(60g) 210mg
キウイフルーツ（黄肉種）	300mg	1個(90g) 270mg

そのほか

食品	100gあたり	目安量
ひじき（乾）	6,400mg	大さじ1（3g） 192mg
焼きのり	2,400mg	全型1/2枚（1g） 24mg
大豆（国産黄大豆、乾）	1,900mg	1/5カップ（30g） 570mg
糸引き納豆	660mg	1パック（50g） 330mg
里いも	640mg	2個（80g） 512mg
さわら	490mg	1切れ（80g） 392mg
かつお（春どり）	430mg	刺し身5切れ（80g） 344mg
じゃがいも（皮なし）	410mg	1個（135g） 554mg
ぶなしめじ	370mg	1/2袋（50g） 185mg
エリンギ	340mg	1本（30g） 102mg

多量ミネラル

カルシウム

カルシウムは、体内に最も多く含まれているミネラルで、その量は成人で約1kg（体重の1・5%）です。カルシウムの99%は骨や歯などのかたい組織にあり、リンやマグネシウムとともに体を支えています。残りの1%は、体液や筋肉などに含まれています。

カルシウムは吸収率の低い栄養素です。食事から摂取した量が、そのまま吸収されるわけではありません。カルシウムの吸収は、年齢や妊娠期、授乳期、食品の成分などさまざまな要因によって影響を受けます。

カルシウムは、筋肉の収縮に必要な働きをします。さらに、神経伝達の正常な維持や、血液の凝固にも関わっています。

Data

元素記号……………Ca
欠乏症………………骨粗鬆症など
過剰症………………通常の食生活ではみられない
目安量（成人）……男性750～800mg/日
　　　　　　　　　女性650mg/日

カルシウムの主な働き

骨や歯の構成成分になる

カルシウムは丈夫な骨や歯をつくる材料となり、骨格を構成する重要な成分です。

また、骨はカルシウムの貯蔵庫としての役割があります。骨は絶えずつくり直されていて、骨形成（カルシウムの沈着）と、骨吸収（カルシウムの溶出）を繰り返しています。成長期には骨形成が骨吸収を上回り、骨量が増加します。そして思春期から20歳ごろ最大骨量になりますが、男性は50代ごろから、女性は閉経後になると、骨形成よ

カルシウムの特徴と作用

- 体内に存在する量は体重の1.5%(70kgの人で約1kg)
- ミネラルの中で体内に最も多く含まれる
- 99%が骨と歯に、残りの1%は血液などの体液や筋肉などにある
- 骨や歯の重要な構成成分になる
- 神経細胞の情報伝達に関わる
- 血液の凝固に役立ち、止血に働く
- 筋肉の収縮に関わる
- 骨粗鬆症を予防する

りも骨吸収が上回るようになって骨量が減少していきます。骨量が減ると、骨がもろくなる骨粗鬆症を引き起こしやすくなります。

血液中のカルシウム濃度は、一定の範囲内に保たれています。カルシウム濃度が低下すると、骨からカルシウムが溶け出し、カルシウム濃度が上昇すると骨へのカルシウムの供給を増やして元の濃度へ戻します。この調節には、ビタミンDや甲状腺ホルモンなどが関わっています。

神経細胞の情報伝達に関わる

神経細胞の情報伝達に関わり、神経の興奮を調節します。カルシウムは、情報伝達を正常に維持するために働いています。

そのほか

けがなどで出血したとき、血液の凝固を促して止血するように働きます。また、カルシウムは筋肉の収縮にも関わっています。

必要な量はどのくらい？

カルシウムの1日の推奨量については、123ページの表のとおりです。推奨量は成人男性の場合は750～800㎎、成人女性の場合は650㎎です。この数値は、日本人の平均的なカルシウム摂取量と、骨量や骨密度、骨折などの関係をまとめた研究をもとに、カルシウムの体内の蓄積量や尿中排泄量、吸収率などを考え合わせて算出されました。つまり、骨量を維持し、骨の健康を保つために必要な量です。

近年は、骨粗鬆症の予防のためにカルシウムのサプリメントなどを利用することも増えています。その場合は、過剰摂取にならないよう表示されている摂取目安量を守りましょう。

とくに、ビタミンDのサプリメントと併用すると、カルシウムの吸収が促進される可能性があります。できれば、医師や薬剤師に相談してから利用すると安心です。

不足した場合

カルシウムが不足すると、骨量が減り、骨がもろくなる**骨粗鬆症**を引き起こします。また、成長期の場合は、**骨や歯の形成障害**を起こします。

長期間カルシウム不足が続くと、骨から血液中にカルシウムが過剰に溶け出して血管の内側にたまり、**高血圧**や**動脈硬化**などの要因になります。

とりすぎた場合

通常の食生活をしていれば、カルシウムのとりすぎになることはまずありません。サプリメントなどで過剰摂取になると、**高カルシウム血症**を起こすことがあります。

高カルシウム血症になると、カルシウムが沈着して**軟部組織が石灰化**したり、**泌尿器系の結石**がみられたりします。また、**鉄や亜鉛の吸収障害**などを起こすことがあります。

■カルシウムの食事摂取基準(mg/日)

性別	男性				女性			
年齢等	推定平均必要量	推奨量	目安量	耐容上限量	推定平均必要量	推奨量	目安量	耐容上限量
0～5(月)	―	―	200	―	―	―	200	―
6～11(月)	―	―	250	―	―	―	250	―
1～2(歳)	350	450	―	―	350	400	―	―
3～5(歳)	500	600	―	―	450	550	―	―
6～7(歳)	500	600	―	―	450	550	―	―
8～9(歳)	550	650	―	―	600	750	―	―
10～11(歳)	600	700	―	―	600	750	―	―
12～14(歳)	850	1,000	―	―	700	800	―	―
15～17(歳)	650	800	―	―	550	650	―	―
18～29(歳)	650	800	―	2,500	550	650	―	2,500
30～49(歳)	600	750	―	2,500	550	650	―	2,500
50～64(歳)	600	750	―	2,500	550	650	―	2,500
65～74(歳)	600	750	―	2,500	550	650	―	2,500
75以上(歳)	600	700	―	2,500	500	600	―	2,500
妊婦(付加量)					+0	+0	―	―
授乳婦(付加量)					+0	+0	―	―

出典:「日本人の食事摂取基準(2020年版)」

Memo

カルシウムの吸収を促進する・阻害する成分

カルシウムの吸収を促進するものには、ビタミンDや牛乳に含まれる乳糖、カゼインホスホペプチド(CPP)などがあります。CPPは牛乳のたんぱく質のカゼインから得られる成分です。一方、カルシウムの吸収を阻害する成分には、穀類や大豆に多く含まれるフィチン酸や、ほうれん草などの青菜に含まれるシュウ酸などがあります。また、リンもとりすぎると、カルシウムの吸収を阻害します。リンは加工食品などに食品添加物として多用されているので注意しましょう。

カルシウムを多く含む食品

●カルシウムを効率よくとるには

カルシウムは牛乳やチーズなどの乳製品、丸ごと食べられる小魚、青菜などに豊富に含まれています。食品によってカルシウムの吸収率が異なり、とくに牛乳は吸収率が高いので料理にも利用するとよいでしょう。カルシウムの吸収を助けるビタミンDと一緒にとりましょう。

□可食部100g中のカルシウムの量
■1食分のカルシウムの目安量

乳製品

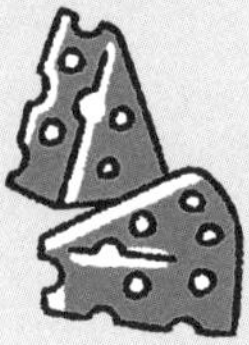

食品	可食部100g中	1食分の目安量
プロセスチーズ	630mg	1切れ(20g) 126mg
アイスクリーム(普通脂肪)	140mg	中カップ(80g) 112mg
ヨーグルト(全脂無糖)	120mg	2/3カップ(140g) 168mg
牛乳	110mg	コップ1杯(180g) 198mg

野菜類

食品	可食部100g中	1食分の目安量
切り干し大根(乾)	500mg	1/4袋(10g) 50mg
モロヘイヤ	260mg	1/4束(60g) 156mg
水菜	210mg	1/4束(50g) 105mg
小松菜	170mg	1/4束(70g) 119mg

魚介類

干しえび

7,100mg	大さじ1(6g) 426mg

しらす干し（半乾燥品）

520mg	大さじ2(12g) 62mg

わかさぎ

450mg	4尾(100g) 450mg

まいわし（丸干し）

440mg	2尾(50g) 220mg

ししゃも（生干し）

330mg	3尾(75g) 248mg

あゆ（天然）

270mg	1尾(80g) 216mg

そのほか

ひじき（乾）

1,000mg	大さじ1(3g) 30mg

生揚げ

240mg	1/4枚(50g) 120mg

木綿豆腐

93mg	1/4丁(75g) 70mg

糸引き納豆

90mg	1パック(50g) 45mg

多量ミネラル

マグネシウム

Data

- **元素記号**……Mg
- **欠乏症**…………通常の食生活ではみられない
- **過剰症**…………通常の食生活ではみられない
- **推奨量（成人）**…男性３４０～３７０mg／日
  女性２７０～２９０mg／日

マグネシウムは成人の体内に約28g（体重の０・０４％）あり、そのうち50～60％が骨に含まれ、約30％が筋肉に含まれています。残りは、そのほかの組織や血液などの体液に分布しています。

体内に入ったマグネシウムは腸管で吸収され、骨に貯蔵されます。摂取量が不足すると骨から溶け出したり、腎臓でのマグネシウムの再吸収量が増えたりして、血液中の濃度を一定の範囲に保っています。

マグネシウムは、約３００種類もの酵素を助け、エネルギーの産生などがスムーズに行えるように働きます。また、神経の情報伝達や筋肉の収縮にも関わっています。

マグネシウムの主な働き

丈夫な骨や歯をつくる

マグネシウムはリン酸マグネシウムや炭酸マグネシウムとして、骨や歯を形成しています。カルシウムと同様、骨はマグネシウムの貯蔵庫でもあります。

酵素の活性化に関わる

マグネシウムは３００種類以上の酵素の活性化に関わり、エネルギー代謝などに必要な酵素の働きを助けています。多くの酵素反応を担い、種々

マグネシウムの特徴と作用

- 体内に存在する量は体重の0.04%（70kgの人で28g）
- 50～60%は骨に、約30%は筋肉に含まれる
- 骨や歯の重要な構成成分になる
- 300種類以上の酵素を活性化させる
- エネルギー代謝などに関わる
- 筋肉の収縮に関わる
- 神経細胞の情報伝達に関わる

の生理作用を支えています。

筋肉の収縮や神経伝達に関わる

筋肉の収縮や神経伝達の正常な維持において、マグネシウムの役割は大きく、カルシウムと一部関連して働いています。

そのほか

マグネシウムはカルシウムと関連して、細胞の浸透圧の維持や体内の血液循環量の調節、血圧の安定などに役立っています。

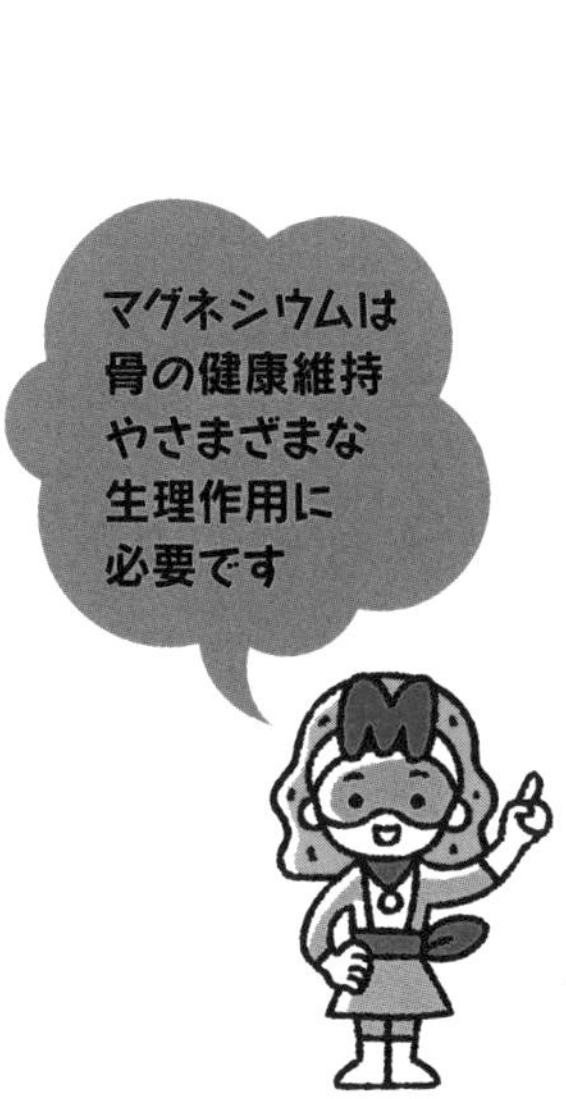
マグネシウムは
骨の健康維持
やさまざまな
生理作用に
必要です

必要な量はどのくらい?

マグネシウムの1日の推奨量については、129ページの表のとおりです。推奨量は成人男性の場合は340~370㎎、成人女性の場合は270~290㎎です。この数値は、摂取したマグネシウムの量と排泄されたマグネシウムの量を測定し、その差から体に必要とされる量を算出したものです。

マグネシウムは、サプリメントなどから過剰に摂取すると、下痢を引き起こすことがあります。そのため、「食事摂取基準」では、サプリメントなどを利用するときの耐容上限量を定めています。成人男性、成人女性ともに1日350㎎を超えないようにしましょう。

不足した場合

通常の食生活で、マグネシウムが不足して健康障害が起こることはまずありません。しかし、慢性的に不足した場合は、**低マグネシウム血症**となります。吐き気や嘔吐、眠気、脱力感、筋肉のけいれん、ふるえなどの症状が現れます。

また、長期間にわたってマグネシウムが不足した状態が続くと、骨粗鬆症や心疾患、糖尿病などの生活習慣病のリスクを上昇させることが、さまざまな研究結果から示唆されています。

とりすぎた場合

通常の食生活をしていれば、マグネシウムのとりすぎになることはありません。

ただし、サプリメントなどを過剰にとると下痢を起こすことがあります。

健康な人であれば、余分なマグネシウムは腎臓から排出されます。

しかし、腎臓に疾患があると血液中のマグネシウムの濃度が高くなることがあるので注意が必要です。

■マグネシウムの食事摂取基準（mg/日）

性別	男性				女性			
年齢等	推定平均必要量	推奨量	目安量	耐容上限量*1	推定平均必要量	推奨量	目安量	耐容上限量*1
0～5（月）	—	—	20	—	—	—	20	—
6～11（月）	—	—	60	—	—	—	60	—
1～2（歳）	60	70	—	—	60	70	—	—
3～5（歳）	80	100	—	—	80	100	—	—
6～7（歳）	110	130	—	—	110	130	—	—
8～9（歳）	140	170	—	—	140	160	—	—
10～11（歳）	180	210	—	—	180	220	—	—
12～14（歳）	250	290	—	—	240	290	—	—
15～17（歳）	300	360	—	—	260	310	—	—
18～29（歳）	280	340	—	—	230	270	—	—
30～49（歳）	310	370	—	—	240	290	—	—
50～64（歳）	310	370	—	—	240	290	—	—
65～74（歳）	290	350	—	—	230	280	—	—
75以上（歳）	270	320	—	—	220	260	—	—
妊婦（付加量）					+30	+40	—	—
授乳婦（付加量）					+0	+0	—	—

＊1 通常の食品以外からの摂取量の耐容上限量は、成人の場合350mg/日、小児では5mg/kg体重/日とした。それ以外の通常の食品からの摂取の場合、耐容上限量は設定しない。
出典：「日本人の食事摂取基準（2020年版）」

Memo

偏らない食事でマグネシウムを摂取

　マグネシウムは多量ミネラルに分類されていますが、その量は体重の約0.04%ですからそれほど多くありません。マグネシウムは高血圧や糖尿病予防に役立つことが示唆されている今後注目のミネラルです。ところが、「国民健康・栄養調査（令和元年）」によると成人のマグネシウム摂取量の平均は男性270mg/日、女性242mg/日です。上の表をみるとわかりますが、推奨量に満たない人が多くいます。マグネシウムはさまざまな食品に含まれていますから、偏らない食事を心がけましょう。

マグネシウムを多く含む食品

●マグネシウムを効率よくとるには

マグネシウムは穀類や種実類、海藻などに含まれています。穀類の場合は、精製していない玄米や全粒粉のほうが豊富です。また、マグネシウムは葉緑体の成分なので、ほうれん草、ブロッコリー、モロヘイヤなどの緑黄色野菜もおすすめです。

□100g中のマグネシウムの量
■1食分のマグネシウムの目安量

種実類

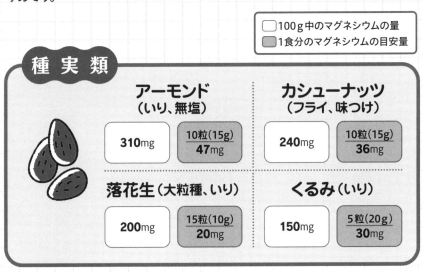

食品	100g中のマグネシウムの量	1食分のマグネシウムの目安量
アーモンド（いり、無塩）	310mg	10粒（15g） 47mg
カシューナッツ（フライ、味つけ）	240mg	10粒（15g） 36mg
落花生（大粒種、いり）	200mg	15粒（10g） 20mg
くるみ（いり）	150mg	5粒（20g） 30mg

穀類

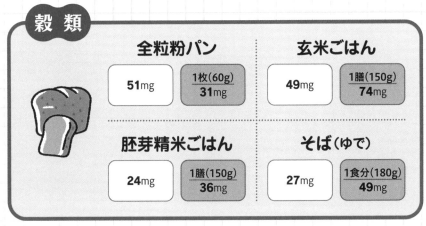

食品	100g中のマグネシウムの量	1食分のマグネシウムの目安量
全粒粉パン	51mg	1枚（60g） 31mg
玄米ごはん	49mg	1膳（150g） 74mg
胚芽精米ごはん	24mg	1膳（150g） 36mg
そば（ゆで）	27mg	1食分（180g） 49mg

魚介類

干しえび
520mg	大さじ1(6g) 31mg

まいわし(丸干し)
100mg	2尾(50g) 50mg

きんめだい
73mg	1切れ(80g) 58mg

かき(養殖)
65mg	むき身2個(30g) 20mg

そのほか

青のり(素干し)
1,400mg	大さじ1(3g) 42mg

ひじき(乾)
640mg	大さじ1(3g) 19mg

糸引き納豆
100mg	1/2パック(50g) 50mg

木綿豆腐
凝固剤:塩化マグネシウム使用

76mg	1/4丁(75g) 57mg

枝豆(ゆで)
72mg	1/3袋(50g) 36mg

ほうれん草
69mg	1/4束(60g) 41mg

リン

多量ミネラル

Data

元素記号……………P
欠乏症……………通常の食生活ではみられない
過剰症……………低カルシウム血症など
目安量（成人）…男性1000mg／日
女性800mg／日

リンは、ミネラルの中でカルシウムに次いで多く体内にあり、成人で約700g（体重の1%）含まれています。リンのほとんどが骨や歯を構成し、そのほかは軟組織や細胞膜、血液などに含まれています。

体内に入ったリンは、分解されてリン酸となり腸管から吸収されます。血液中のリンの濃度は、カルシウムと同様、ビタミンDと副甲状腺ホルモンによって調節されています。ビタミンDは小腸での吸収を促して血中濃度を上昇させ、副甲状腺ホルモンは腎臓でのリンの再吸収を抑え、尿へのリンの排泄を促して血中濃度を低下させます。

リンはエネルギーを産生する物質の成分になったり、リン脂質として細胞膜を構成したりします。

リンの主な働き

骨や歯の構成成分となる

リンは、カルシウムと結合してリン酸カルシウムとなり、ハイドロキシアパタイトという成分として骨を構成しています。体内のリンの約85%が骨や歯に存在し、カルシウムやマグネシウムとともに丈夫な骨をつくっています。

エネルギーの産生に関わる

リンは、エネルギーをつくり出すためのさまざまな代謝に関わっています。また、エネルギーを

リンの特徴と作用

- 体内に存在する量は体重の1%(70kgの人で700g)
- ミネラルの中でカルシウムの次に多く体内に含まれる
- 丈夫な骨や歯をつくる
- エネルギー物質の構成成分となり、エネルギーの貯蓄に関わる
- エネルギー代謝に関わる
- リン脂質として細胞膜の構成成分になる
- DNAなどの核酸の構成成分になる

蓄えるATP(アデノシン三リン酸)という物質の構成成分となります。

食事から摂取した糖質やたんぱく質、脂質などの栄養素は、体内で代謝され、エネルギーを生み出すATPになります。ATPはアデノシンという物質に3つのリン酸がついたものです。酵素によって分解されるとリン酸が1つはずれ、アデノシン二リン酸になるときに、エネルギーが放出される仕組みになっています。このエネルギーを使って筋肉の収縮などが行われます。

細胞膜やDNAの構成成分になる

脂肪と結合したリン脂質として、細胞膜の構成成分になります。また、DNA(デオキシリボ核酸)などの核酸の構成成分にもなります。

そのほか

リンは神経細胞や神経伝達物質などの機能の維持や酸・塩基平衡(pH)の調節にも関わっています。

必要な量はどのくらい？

リンの1日の目安量については、135ページの表のとおりです。目安量は成人男性の場合は1000㎎、成人女性の場合は800㎎です。この数値は、日本人が摂取している平均的なリンの量に基づいています。

日本人の平均的なリンの摂取量は、「国民健康・栄養調査（令和元年）」をもとに算出していますが、実際のリンの摂取量は、この結果よりも多いことが考えられます。なぜなら、この調査では、加工食品に添加されているリンの量は加味されていないからです。

リンは多くの食品に含まれ、不足することはほぼありません。加工食品などに含まれる食品添加物として多くのリンが使用されていることを考慮すると、リンは不足より過剰摂取の回避のほうが重要です。たとえば、慢性腎臓病などでは、リンの摂取制限が考慮されています。

不足した場合

通常の食生活をしていれば、リンが不足することはありません。

病気や薬剤などが原因で、血液中のリンの濃度が低下した場合には、**食欲不振**などが起こり、慢性化すると、骨の変形などを引き起こす**骨軟化症**（小児の場合は**くる病**）などがみられることがあります。

とりすぎた場合

リンをとりすぎると、カルシウムの腸管での吸収が阻害されます。さらに、過剰摂取の状態が長く続くと、カルシウムの血中濃度が低下して**低カルシウム血症**となり、骨からカルシウムが溶け出してしまう可能性があります。リンに対して、カルシウムの摂取比が低くならないようにすることが重要です。

■リンの食事摂取基準（mg/日）

性別	男性		女性	
年齢等	目安量	耐容上限量	目安量	耐容上限量
0～5（月）	120	―	120	―
6～11（月）	260	―	260	―
1～2（歳）	500	―	500	―
3～5（歳）	700	―	700	―
6～7（歳）	900	―	800	―
8～9（歳）	1,000	―	1,000	―
10～11（歳）	1,100	―	1,000	―
12～14（歳）	1,200	―	1,000	―
15～17（歳）	1,200	―	900	―
18～29（歳）	1,000	3,000	800	3,000
30～49（歳）	1,000	3,000	800	3,000
50～64（歳）	1,000	3,000	800	3,000
65～74（歳）	1,000	3,000	800	3,000
75以上（歳）	1,000	3,000	800	3,000
妊婦			800	―
授乳婦			800	―

出典：「日本人の食事摂取基準（2020年版）」

Memo

加工食品中心の食事はリンのとりすぎに注意

加工食品に含まれるリンは、原料となる食品に由来するリン（有機リン）のほかに、食品添加物であるリン酸塩（無機リン）が含まれています。無機リンが使用されている食品は、清涼飲料水、ハムやソーセージ、練り製品、プロセスチーズ、インスタントめん、缶詰などです。無機リンは有機リンに比べて腸管から吸収されやすいとされています。現代の食生活で加工食品なしで暮らすことは難しいですが、加工食品に偏った食事を続けているとリンのとりすぎになるかもしれません。

リンを多く含む食品

●リンをとりすぎないようにするには

リンは、肉類や魚介類とその加工品、乳製品などに多く含まれています。インスタント食品や加工食品のとりすぎは、リンの過剰摂取につながり、カルシウムの吸収を阻害してしまいます。カルシウムの多い食品を意識してとることを心がけましょう。

□可食部100g中のリンの量
■1食分のリンの目安量

乳類

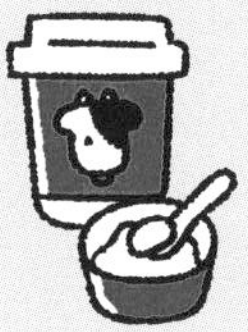

食品	可食部100g中	1食分の目安量
プロセスチーズ	730mg	1切れ(20g) 146mg
カマンベールチーズ	330mg	1切れ(20g) 66mg
ヨーグルト（全脂無糖）	100mg	2/3カップ(140g) 140mg
牛乳	93mg	コップ1杯(180g) 167mg

肉・肉加工品

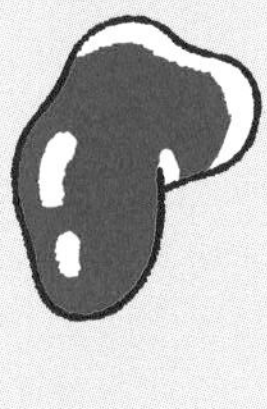

食品	可食部100g中	1食分の目安量
豚レバー	340mg	1食分(80g) 272mg
ボンレスハム	340mg	2枚(40g) 136mg
ショルダーベーコン	290mg	2枚(40g) 116mg
鶏ささ身（若鶏）	240mg	2本(80g) 192mg

魚・魚加工品

食品	100gあたり	1回量あたり
まいわし(丸干し)	570mg	2尾(50g) 285mg
きんめだい	490mg	1切れ(80g) 392mg
ししゃも(生干し)	430mg	3尾(75g) 323mg
わかさぎ	350mg	4尾(100g) 350mg
うなぎ(かば焼き)	300mg	1串(100g) 300mg
つみれ	120mg	2個(40g) 48mg

そのほか

食品	100gあたり	1回量あたり
凍り豆腐(乾)	820mg	1個(20g) 164mg
大豆(国産黄大豆、乾)	490mg	1/5カップ(30g) 147mg
鶏卵	170mg	1個(50g) 85mg
玄米ごはん	130mg	1膳(150g) 195mg

鉄

微量ミネラル

Data

元素記号……Fe
欠乏症……貧血など
過剰症……通常の食生活ではみられない
推奨量（成人）…男性7・5mg/日
女性（月経なし）6・5mg/日、
（月経あり）10・5～11・0mg/日

鉄は、成人の体内に3～5gあり、その約70%が血液に含まれています。鉄の多くは、赤血球のヘモグロビンの材料となり、酸素を全身に届けています。残りの鉄は、筋肉や骨髄、脾臓などに貯蔵鉄としてストックされています。

赤血球の寿命は短く、約4カ月とされています。寿命を迎えると、脾臓や肝臓で分解され、鉄は再びヘモグロビンの合成に利用されます。貴重なミネラルを体内で有効に活用する仕組みになっているのです。

食品中の鉄は、魚や肉の赤身などに多く含まれるヘム鉄と、ヘム鉄以外の非ヘム鉄があり、非ヘム鉄はヘム鉄に比べて吸収率が低いことがわかっています。

鉄の主な働き

ヘモグロビンの材料になる

鉄は、赤血球のヘモグロビンの構成成分です。ヘモグロビンは肺から酸素を受け取り、全身を循環して、酸素を各組織に届ける運搬の役割をしています。

赤血球は骨髄の中の「造血幹細胞」から分化してつくられますが、その過程でビタミンB_{12}や葉酸、ビタミンB_6も関わっています。鉄が不足すると赤血球がうまくつくられず、酸素を全身に届けられなくなります。

鉄の特徴と作用

- 成人の体内に3～5g存在
- 魚や肉の赤身などに多いヘム鉄とヘム鉄以外の非ヘム鉄がある
- 体内の鉄の約70%は血液中にある
- 全身の細胞に酸素を運ぶ、赤血球のヘモグロビンの材料になる
- 酸素を筋肉に運んだり貯蔵したりする、筋肉中のミオグロビンの材料となる
- 不足したときのために肝臓や脾臓、骨髄などに蓄えられている
- 酵素の構成成分になる
- 貧血（鉄欠乏性貧血）を予防する

筋肉に酸素を運搬し貯蔵する

鉄は、筋肉中にあるミオグロビンというたんぱく質の構成成分でもあります。ミオグロビンは、血液中の酸素を筋肉に運んだり、酸素が不足したときに備え、筋肉中に鉄を貯蔵したりしています。

そのほか

鉄は不足した場合にすぐ補給できるよう、肝臓や脾臓、骨髄に貯蔵鉄として蓄えられています。貯蔵鉄は、鉄が足りなくなったときに血液中に放出されます。また、鉄は多くの酵素の構成成分として体内で重要な働きをしています。

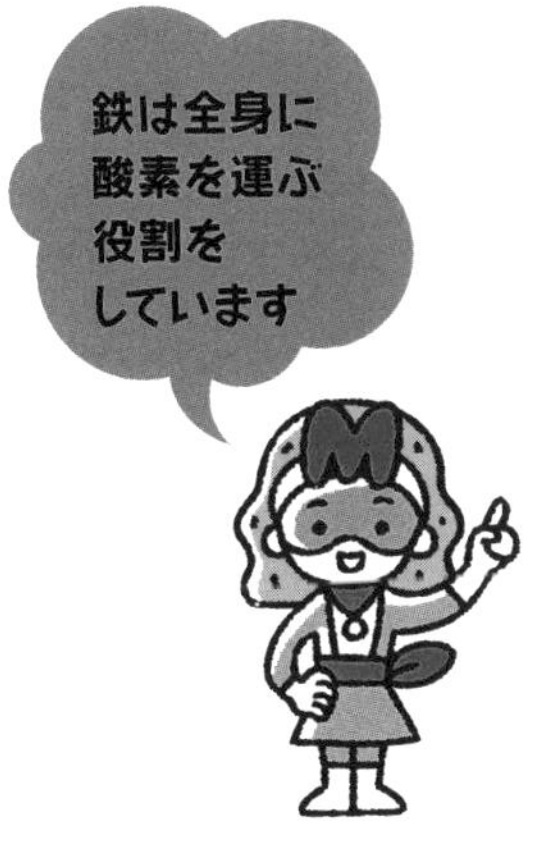

必要な量はどのくらい？

鉄の1日の推奨量については、141ページの表のとおりです。推奨量は成人男性の場合は7・5㎎、成人女性（月経あり）は10・5～11・0㎎です。この数値は、鉄の体内の蓄積量や尿中排泄量、吸収率などに基づいています。

鉄は体内でのリサイクル率が高いミネラルで、汗や尿から排泄される量も1日1㎎ほどです。しかし、消化管からの吸収率が低いため、鉄の必要量はかなり多くなります。

また、月経のある女性は、鉄を損失してしまうため、10～17歳の場合は1日当たり約3㎎、18歳以上では1日当たり約3・6㎎の鉄を補う必要があるとされています。さらに、妊娠期は胎児の発育や循環血液量が増えることなどから、鉄の必要量が増えます。授乳期は、母乳の分泌のために鉄が必要になります。鉄は女性にとって、重要なミネラルです。

不足した場合

鉄が不足した場合は、**鉄欠乏性貧血**になります。とくに、消化管出血や婦人科系の病気による出血があったり、過多月経などが原因で鉄が失われたり、成長期や妊娠などで鉄の必要量が増加したりしたときは注意が必要です。

鉄欠乏性貧血になると、全身の倦怠感やめまい、息切れ、頭痛、動悸などの症状が現れます。

とりすぎた場合

通常の食生活をしていれば、鉄をとりすぎることはありません。ただし、サプリメントや鉄を強化した食品などの利用で鉄の摂取が過剰になると、臓器などに鉄がたまってしまう**鉄沈着**（ヘモクロマトーシス）を引き起こすことがあります。また、**便秘**や**吐き気**などの**胃腸障害**を起こすこともあります。

■鉄の食事摂取基準（mg/日）

性別	男性				女性					
					月経なし		月経あり			
年齢等	推定平均必要量	推奨量	目安量	耐容上限量	推定平均必要量	推奨量	推定平均必要量	推奨量	目安量	耐容上限量
0~5（月）	—	—	0.5	—	—	—	—	—	0.5	—
6~11（月）	3.5	5.0	—	—	3.5	4.5	—	—	—	—
1~2（歳）	3.0	4.5	—	25	3.0	4.5	—	—	—	20
3~5（歳）	4.0	5.5	—	25	4.0	5.5	—			25
6~7（歳）	5.0	5.5	—	30	4.5	5.5	—	—	—	30
8~9（歳）	6.0	7.0	—	35	6.0	7.5	—	—	—	35
10~11（歳）	7.0	8.5	—	35	7.0	8.5	10.0	12.0	—	35
12~14（歳）	8.0	10.0	—	40	7.0	8.5	10.0	12.0	—	40
15~17（歳）	8.0	10.0	—	50	5.5	7.0	8.5	10.5	—	40
18~29（歳）	6.5	7.5	—	50	5.5	6.5	8.5	10.5	—	40
30~49（歳）	6.5	7.5	—	50	5.5	6.5	9.0	10.5	—	40
50~64（歳）	6.5	7.5	—	50	5.5	6.5	9.0	11.0	—	40
65~74（歳）	6.0	7.5	—	50	5.0	6.0	—	—	—	40
75以上（歳）	6.0	7.0	—	50	5.0	6.0	—	—	—	40
妊婦（付加量）初期＊1					+2.0	+2.5	—	—	—	—
中期・後期＊1					+8.0	+9.5	—	—	—	—
授乳婦（付加量）					+2.0	+2.5	—	—	—	—

＊1 妊娠初期：妊娠13週6日まで、妊娠中期：妊娠14週0日から27週6日まで、妊娠後期：妊娠28週以降。
出典：「日本人の食事摂取基準（2020年版）」をもとに一部修正

Memo

過多月経の人は鉄剤などの利用を検討

月経の出血量には個人差があります。「日本人の食事摂取基準（2020年版）」の月経のある成人女性に対する推奨量は、過多月経（月経出血量が1回80ml以上）ではない人を対象にしています。過多月経では18歳以上の推奨量は1日16mg以上となっており、通常の月経の人に比べるとかなり多くなります。そのため、通常の食品からこの量の鉄を摂取するのが難しい場合は、鉄剤などで補給することが必要になります。過多月経が疑われるときは、早めに受診しましょう。

鉄を多く含む食品

●鉄を効率よくとるには

鉄は、レバーや赤身の肉、あさりやしじみなどの貝類、納豆やがんもどきなどの大豆製品に豊富に含まれています。ビタミンCは鉄の吸収を促すので、一緒にとると鉄を効率よくとることができます。小松菜や菜の花などは、鉄もビタミンCも多く含んでいます。

□可食部100g中の鉄の量
■1食分の鉄の目安量

肉類

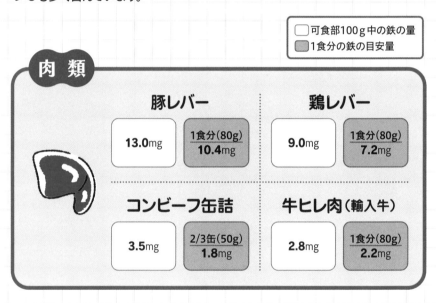

食品	可食部100g中	1食分の目安量
豚レバー	13.0mg	1食分(80g) 10.4mg
鶏レバー	9.0mg	1食分(80g) 7.2mg
コンビーフ缶詰	3.5mg	2/3缶(50g) 1.8mg
牛ヒレ肉(輸入牛)	2.8mg	1食分(80g) 2.2mg

ワンポイント 調理器具で鉄を補給することも

干しひじきは原料のひじきを蒸し煮したあと乾燥させたものですが、鉄の含有量は鉄釜を使った場合50.8mg(100g中)、ステンレス釜だと6.2mg(100g中)で鉄釜のほうが8倍も多くなります。鉄をとるには鉄製の鍋ややかん、フライパンなどを使うと、鉄が少しずつ溶け出して自然と補給することができます。また、鉄補給用の小さな南部鉄なども市販されています。湯を沸かすときや調理のときに一緒に使うと手軽に鉄を補えます。

魚介類

食品	100gあたり	目安量
しじみ	8.3mg	20個(20g) 1.7mg
赤貝	5.0mg	むき身2枚(30g) 1.5mg
まいわし(丸干し)	4.4mg	2尾(50g) 2.2mg
あさり	3.8mg	10個(40g) 1.5mg

そのほか

食品	100gあたり	目安量
レンズ豆(乾)	9.0mg	1/5カップ(30g) 2.7mg
いんげん豆(乾)	5.9mg	1/5カップ(30g) 1.8mg
がんもどき	3.6mg	1個(80g) 2.9mg
糸引き納豆	3.3mg	1パック(50g) 1.7mg
菜の花(和種)	2.9mg	1/2束(50g) 1.5mg
小松菜	2.8mg	1/4束(70g) 2.0mg

微量ミネラル

亜鉛

Data

元素記号……Zn
欠乏症……皮膚炎、味覚障害など
過剰症……通常の食生活ではみられない
推奨量（成人）…男性11mg／日
女性8mg／日

亜鉛は、成人の体内に約2gあり、筋肉に約60％、皮膚に約20％、そのほか骨や肝臓、膵臓などに含まれています。

体内に入った亜鉛は、主に十二指腸や空腸で吸収され、たんぱく質と結合して各組織に運ばれます。体内にわずかな量しか存在しませんが、200種類以上の酵素の成分となり、さまざまなところで起こる化学反応を助け、体の機能を正常に維持します。

亜鉛は、たんぱく質の合成や、新しい細胞の合成、インスリンなどのホルモンの合成や分泌の調節などに関わっています。

さらに、味覚を正常に保ったり、骨格筋や骨の成分になったりします。

亜鉛の主な働き

新しい細胞やたんぱく質の合成に関わる

新しい細胞が生まれるとき、DNA（デオキシリボ核酸）の遺伝情報が写し取られ、それをもとにたんぱく質が合成されます。亜鉛はこの合成に関わる酵素の構成成分です。細胞の新陳代謝が盛んな時期はとくに必要で、胎児や乳児の発育および生命維持に重要な役割を果たしています。

ホルモンの合成や分泌に不可欠

亜鉛は、さまざまなホルモンの合成や分泌に関

亜鉛の特徴と作用

- 成人の体内に約2g存在
- 200種類以上の酵素の成分になる
- たんぱく質の合成に関わり、人の発育に重要な役割を果たす
- インスリンの合成や分泌に関わる
- 舌の味蕾細胞に関わり、味覚を正常に保つ
- 抗酸化作用のある酵素の成分になる
- 骨格筋や骨の成分になる
- 糖質の代謝に関わる
- 皮膚や粘膜の機能の維持を助ける
- 免疫機能を維持する

わっています。たとえば、インスリンは膵臓から分泌されるホルモンで、血糖値を下げる働きがあり、糖尿病の予防に役立っています。

味覚を正常に維持する

味覚は、舌にある味蕾《みらい》という受容器が担っています。甘味・塩味・うま味・酸味・苦味などを味蕾がキャッチすることで、味を感じることができます。亜鉛は味蕾にある味を感じる細胞の新陳代謝に関わっています。

抗酸化酵素の活性化

亜鉛は、細胞にダメージを与える活性酸素を分解する酵素（スーパーオキシドジスムターゼ・SOD）の構成成分になります。

そのほか

骨格筋や骨の成分になります。糖質代謝や免疫機能の維持、皮膚や粘膜の機能の維持にも関わっています。

必要な量はどのくらい？

亜鉛の1日の推奨量については、147ページの表のとおりです。推奨量は成人男性の場合は11㎎、成人女性の場合は8㎎です。この数値は、海外の研究による亜鉛の体内の蓄積量や尿中排泄量、吸収率に基づいています。

日本人は亜鉛が不足しがちなので、意識してとりたいミネラルです。

不足した場合

亜鉛は、たんぱく質やＤＮＡ（デオキシリボ核酸）の合成に関わっているため、不足すると小児の身長や体重などの発育が遅れます。男性の場合は、性腺の発育障害や機能不全を起こすことがあります。

また、食欲不振や味を感じにくくなる味覚障害、皮膚炎などを引き起こします。免疫機能が低下して、感染症にかかりやすくなったり、傷が治りにくくなったりすることもあります。

とりすぎた場合

通常の食生活をしていれば、亜鉛をとりすぎることはありません。

ただし、サプリメントや亜鉛強化食品などを継続的にとりすぎると、銅の吸収が阻害されたり、鉄の吸収阻害による貧血になったり、胃に不快感などが起きることがあります。

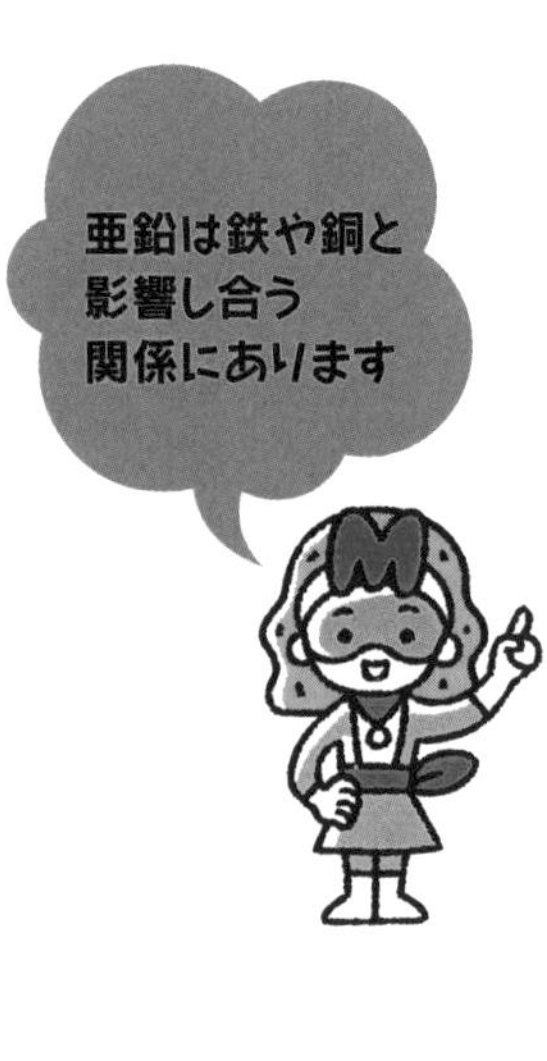

■亜鉛の食事摂取基準（mg/日）

性別	男性				女性			
年齢等	推定平均必要量	推奨量	目安量	耐容上限量	推定平均必要量	推奨量	目安量	耐容上限量
0～5（月）	—	—	2	—	—	—	2	—
6～11（月）	—	—	3	—	—	—	3	—
1～2（歳）	3	3	—	—	2	3	—	—
3～5（歳）	3	4	—	—	3	3	—	—
6～7（歳）	4	5	—	—	3	4	—	—
8～9（歳）	5	6	—	—	4	5	—	—
10～11（歳）	6	7	—	—	5	6	—	—
12～14（歳）	9	10	—	—	7	8	—	—
15～17（歳）	10	12	—	—	7	8	—	—
18～29（歳）	9	11	—	40	7	8	—	35
30～49（歳）	9	11	—	45	7	8	—	35
50～64（歳）	9	11	—	45	7	8	—	35
65～74（歳）	9	11	—	40	7	8	—	35
75以上（歳）	9	10	—	40	6	8	—	30
妊婦（付加量）					+1	+2	—	—
授乳婦（付加量）					+3	+4	—	—

出典：「日本人の食事摂取基準（2020年版）」

Memo

かき（貝）の亜鉛含有量はトップクラス

かきは亜鉛を豊富に含んでいます。牛乳のように乳白色でさまざまな栄養素を含んでいることから、別名「海のミルク」と呼ばれています。良質なたんぱく質をはじめ、カルシウム、鉄、銅など亜鉛以外のミネラルも豊富です。かき（まがき）の旬は11月～2月。購入するときは、身がふっくらと厚くつぶのそろったものを選びましょう。かきは、うまみが強いのも特徴です。かきのソテー、鍋物、グラタン、バター焼きなど、かき料理を献立に取り入れてみてはいかがでしょうか。

亜鉛を多く含む食品

●亜鉛を効率よくとるには

亜鉛はかきや帆立て貝などの貝類や、牛肉などの動物性食品に多く含まれています。植物性食品に偏らず、バランスのよい食生活をしましょう。また、玄米には比較的多く含まれていますが、亜鉛の吸収を阻害する成分（フィチン酸）も含まれています。

□可食部100g中の亜鉛の量
■1食分の亜鉛の目安量

肉類

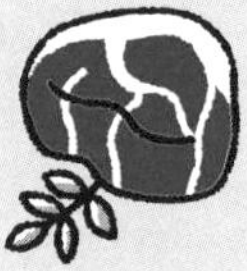

食品	可食部100g中	1食分の目安量
豚レバー	6.9mg	1食分(80g) 5.5mg
牛かたロース肉（輸入、赤身）	6.4mg	1食分(80g) 5.1mg
牛ひき肉	5.2mg	1食分(80g) 4.2mg
ラムかた肉（脂身つき）	5.0mg	1食分(80g) 4.0mg

豆類

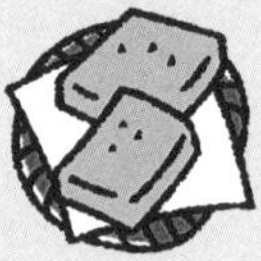

食品	可食部100g中	1食分の目安量
凍り豆腐（乾）	5.2mg	1個(20g) 1.0mg
レンズ豆（乾）	4.8mg	1/5カップ(30g) 1.4mg
そら豆（乾）	4.6mg	1/2カップ(50g) 2.3mg
糸引き納豆	1.9mg	1/2カップ(50g) 1.0mg

魚介類

食品	100gあたり	目安量
かき（養殖）	14.0mg	むき身2個（30g） 4.2mg
ずわいがに（水煮缶詰）	4.7mg	1/2缶（60g） 2.8mg
しゃこ（ゆで）	3.3mg	2尾（40g） 1.3mg
いいだこ	3.1mg	1ぱい（50g） 1.6mg
帆立て貝	2.7mg	1個（110g） 3.0mg
うなぎ（かば焼き）	2.7mg	1串（100g） 2.7mg

そのほか

食品	100gあたり	目安量
パルメザンチーズ	7.3mg	大さじ1（6g） 0.4mg
松の実（いり）	6.0mg	大さじ1（10g） 0.6mg
卵黄	3.6mg	1個（16g） 0.6mg
玄米ごはん	0.8mg	1膳（150g） 1.2mg

銅

微量ミネラル

Data

元素記号……Cu
欠乏症…………通常の食生活ではみられない
過剰症…………通常の食生活ではみられない
推奨量（成人）…男性0・9mg／日
女性0・7mg／日

銅は、成人の体内に約80mgあり、約65％は筋肉や骨、約10％は肝臓に含まれています。

体内に入った銅は、主に十二指腸で吸収されて肝臓へ運ばれ、そこでたんぱく質と結合してセルロプラスミンという酵素になります。そして、エネルギーの産生に関わったり、鉄とともに赤血球の合成に関与したりします。

また、銅は細胞を損傷させる活性酸素を分解する酵素の成分となります。神経細胞の間で情報を伝える神経伝達物質の産生にも関わっています。

体内の銅が増えすぎてしまったときは、肝臓から胆汁中に分泌されて腸管から排泄されます。体内の銅の量は、吸収量と排泄量の調節によって維持されています。

銅の主な働き

鉄とともに赤血球の合成を助ける

銅は鉄の代謝に関わっています。体内に吸収された鉄を酸化（二価鉄→三価鉄）させる役割があり、これによって鉄ははじめてヘモグロビンを合成することが可能になります。鉄があっても銅がなければ、ヘモグロビンをうまくつくることができません。

また、鉄はたんぱく質（トランスフェリン）と結合し、銅はトランスフェリンが鉄を運搬できるように働きます。

銅の特徴と作用

- 成人の体内に約80mg存在
- 鉄とともに赤血球の合成に関わる
- 鉄を全身に運搬するのを助ける
- 抗酸化作用のある酵素の成分になる
- コラーゲンの合成に働き、骨や皮膚、血管を強化する
- 神経伝達に働く酵素の成分になる
- メラニン色素成分の合成に関わり、肌を紫外線から守る

抗酸化酵素の構成成分になる

銅は、亜鉛とともにスーパーオキシドジスムターゼ（SOD）という酵素の構成成分になります。SODは活性酸素を分解する働きがあります。活性酸素は血液中のLDLコレステロール（一般的に悪玉コレステロールと呼ばれる）を酸化させ、動脈硬化などの生活習慣病を引き起こす誘因となります。銅は、生活習慣病の予防にも役立つといえます。

そのほか

銅は骨や皮膚、血管壁をつくるコラーゲンの合成に働く酵素の構成成分です。また、エネルギー産生に関わる酵素や神経伝達に働く酵素の構成成分にもなります。

さらに、毛髪の色素であり、肌を紫外線から守るメラニン色素の合成に働く酵素の構成成分になります。銅は、さまざまな酵素を正常に働かせています。

必要な量はどのくらい？

銅の1日の推奨量については、153ページの表のとおりです。推奨量は成人男性の場合は0・9㎎、成人女性は0・7㎎です。銅については、日本人を対象とした銅の必要量に関する研究が不十分であるため、この数値は、欧米人を対象にした銅の必要量に基づいています。

不足した場合

通常の食生活をしていれば、銅が不足することはありません。日本人は平均的にみて十分な銅の摂取ができているので、栄養バランスのよい献立であれば、銅の摂取は保たれていると考えられています。

ただし、先天的な病気によって銅が不足することがあります。**メンケス病**は、遺伝的に銅を吸収することができない病気です。血液中や臓器中の銅の濃度が低下して、中枢神経に障害が起きたり、発育が遅れたりします。

また、外科の手術後に、銅を添加していない高カロリー輸液や経腸栄養剤などを使用した場合、銅が不足することがあるので注意が必要です。

銅が不足すると、ヘモグロビンがうまく合成できないために**貧血**になります。また、**白血球の減少**や、ゆれやふらつきなどの**神経系の異常**などがみられたりします。

とりすぎた場合

過剰に摂取した分は便中に排泄されるので、通常の食生活をしていれば銅のとりすぎになることはありません。

ただし、サプリメントなどのとりすぎには注意しましょう。

先天的に銅が体内に蓄積して過剰症になる**ウィルソン病**では、重症になると肝機能障害や神経障害などがみられます。

■銅の食事摂取基準(mg/日)

性別	男性				女性			
年齢等	推定平均必要量	推奨量	目安量	耐容上限量	推定平均必要量	推奨量	目安量	耐容上限量
0〜5(月)	—	—	0.3	—	—	—	0.3	—
6〜11(月)	—	—	0.3	—	—	—	0.3	—
1〜2(歳)	0.3	0.3	—	—	0.2	0.3	—	—
3〜5(歳)	0.3	0.4	—	—	0.3	0.3	—	—
6〜7(歳)	0.4	0.4	—	—	0.4	0.4	—	—
8〜9(歳)	0.4	0.5	—	—	0.4	0.5	—	—
10〜11(歳)	0.5	0.6	—	—	0.5	0.6	—	—
12〜14(歳)	0.7	0.8	—	—	0.6	0.8	—	—
15〜17(歳)	0.8	0.9	—	—	0.6	0.7	—	—
18〜29(歳)	0.7	0.9	—	7	0.6	0.7	—	7
30〜49(歳)	0.7	0.9	—	7	0.6	0.7	—	7
50〜64(歳)	0.7	0.9	—	7	0.6	0.7	—	7
65〜74(歳)	0.7	0.9	—	7	0.6	0.7	—	7
75以上(歳)	0.7	0.8	—	7	0.6	0.7	—	7
妊婦(付加量)					+0.1	+0.1	—	—
授乳婦(付加量)					+0.5	+0.6	—	—

出典:「日本人の食事摂取基準(2020年版)」

Memo

軟体動物の酸素を運搬する銅たんぱく質

いか、たこ、えびなどの軟体動物や、かにやしゃこなどの甲殻類の血液には、ヘモシアニンという銅を含むたんぱく質が含まれています。人の血液では鉄と結合したたんぱく質のヘモグロビンが存在し、全身に酸素を運搬する働きをしていますが、これらの動物ではヘモシアニンがその役割を果たしています。ヘモグロビンは赤い色素ですが、ヘモシアニンは酸素と結合すると無色から青色に変わるのが特徴で、「血青素《けつせいそ》」と呼ばれています。血清中に含まれ、酸素を運びます。

銅を多く含む食品

●銅を効率よくとるには

銅は、肉類ではレバー、魚介類では甲殻類やいか、たこなどに豊富に含まれ、植物性食品では、種実類や豆類に豊富に含まれています。きな粉は、1回にとれる量は少ないですが、ホットミルクきな粉ドリンクや、きな粉トーストなどにすれば、手軽に摂取量を増やせます。

□可食部100g中の銅の量
■1食分の銅の目安量

豆類

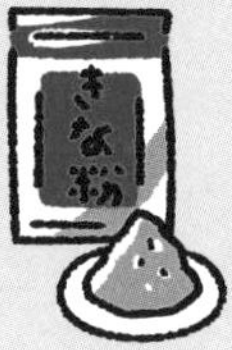

食品	可食部100g中の銅の量	1食分の銅の目安量
きな粉（黄大豆、脱皮大豆）	1.23mg	大さじ2(10g) 0.12mg
そら豆（乾）	1.20mg	1/2カップ(50g) 0.60mg
糸引き納豆	0.61mg	1パック(50g) 0.31mg
大豆（国産黄大豆、乾）	1.07mg	1/5カップ(30g) 0.32mg

種実類

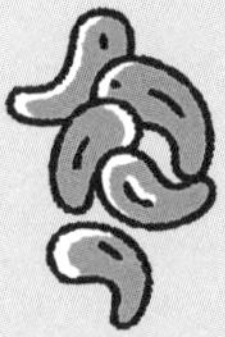

食品	可食部100g中の銅の量	1食分の銅の目安量
カシューナッツ（フライ、味つけ）	1.89mg	10粒(15g) 0.28mg
ヘーゼルナッツ（フライ、味つけ）	1.64mg	10粒(15g) 0.25mg
松の実（いり）	1.30mg	大さじ1(10g) 0.13mg
アーモンド（いり、無塩）	1.19mg	10粒(15g) 0.18mg

肉類

牛レバー

5.30mg	1食分(80g) 4.24mg

豚レバー

0.99mg	1食分(80g) 0.79mg

スモークレバー

0.92mg	1/4個(50g) 0.46mg

鶏レバー

0.32mg	1食分(80g) 0.26mg

魚介類

しゃこ(ゆで)

3.46mg	2尾(40g) 1.38mg

ほたるいか

3.42mg	3ばい(20g) 0.68mg

桜えび(素干し)

3.34mg	大さじ2(4g) 0.13mg

いいだこ

2.96mg	1ぱい(50g) 1.48mg

かき(養殖)

1.04mg	むき身2個(30g) 0.31mg

大正えび

0.61mg	3尾(60g) 0.37mg

微量ミネラル

マンガン

Data

元素記号……………Mn
欠乏症……………通常の食生活ではみられない
過剰症……………通常の食生活ではみられない
目安量（成人）…男性4・0mg／日
女性3・5mg／日

マンガンは、成人の体内に10～20mgあり、その25％は骨に、残りは体内の組織や臓器にほぼ均等に含まれています。

体内に入ったマンガンは、小腸から吸収されて肝臓に運ばれます。マンガンの吸収率は低く、わずか数％です。吸収されたマンガンの90％以上が、胆汁を経由して便として排泄されます。また、マンガンは鉄と同じ経路で体内に吸収されるため、吸収には鉄の影響を受けます。つまり、鉄の摂取量が多いとマンガンの吸収量は下がり、鉄の摂取量が少ないと、マンガンの吸収量は増加するのです。

マンガンは骨の形成に関わったり、活性酸素から細胞を守る酵素の成分になったりします。

マンガンの主な働き

骨の成長を支える

マンガンは、カルシウムやリンとともに、骨の形成に関わっています。骨は毎日少しずつ新しくつくり直されています。骨代謝といって、マンガンは骨代謝を促し、骨の成長や健康を支える重要なミネラルです。

糖質代謝、脂質代謝に関わる

マンガンは脂質や糖質の代謝に関わる酵素を助けて、活性化するように働きます。

マンガンの特徴と作用

- 成人の体内に10～20mg存在
- 体内のマンガンの約25%は骨に存在する
- マンガンの吸収量は鉄の摂取量に影響を受ける
- 糖質や脂質の代謝に関わる
- 抗酸化作用のある酵素など種々の酵素の成分になる
- 生殖機能の維持に働く

酵素の構成成分になる

マンガンは、アルギナーゼ、マンガンスーパーオキシドジスムターゼ（ＭｎＳＯＤ）、ピルビン酸脱炭酸酵素などの重要な酵素の構成成分になります。

アルギナーゼは肝臓にあり、たんぱく質の代謝で生じる有毒のアンモニアを無毒化し、尿素にする過程で働きます。

ＭｎＳＯＤは抗酸化作用があり、細胞を傷つけて、老化を促進する活性酸素を除去します。

ピルビン酸脱炭酸酵素は、ブドウ糖から分解されたピルビン酸という物質からアセチルＣｏＡという物質をつくるときに欠かせません。アセチルＣｏＡはエネルギー代謝で中心的な役割を果たしています。

生殖機能の維持

性ホルモンの合成に関わり、生殖機能を維持する役割もあります。

必要な量はどのくらい？

マンガンの1日の目安量については、１５９ページの表のとおりです。目安量は成人男性の場合は４・０㎎、成人女性の場合は1日３・５㎎です。マンガンは厚生労働省が行っている「国民健康・栄養調査」の調査項目に入っていないため、摂取量が明らかではありませんが、これまでの日本人のマンガン摂取量の研究から、目安量が定められました。

不足した場合

通常の食生活をしていれば、マンガンが不足することはありません。マンガンが不足すると**成長障害**や**骨の異常**が起こる可能性があるとされています。動物実験では骨の形成不全、成長障害、妊娠障害などが報告されていますが、動物の種類によって差があります。

とりすぎた場合

通常の食生活をしていれば、マンガンのとりすぎになることはありません。マンガンは植物性食品に豊富に含まれているので、厳格なビーガン（完全菜食者）の人は、過剰摂取にならないよう注意しましょう。

高濃度のマンガンを含む粉じんなどによって、鉱山労働者などがマンガン中毒になると、肺炎や中枢神経系の障害が起こるとされています。

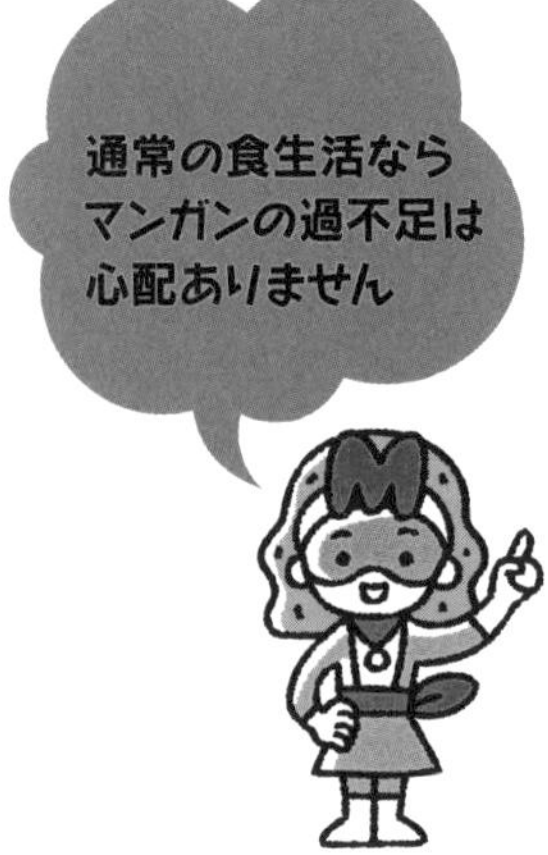
通常の食生活なら
マンガンの過不足は
心配ありません

■マンガンの食事摂取基準(mg/日)

性別	男性		女性	
年齢等	目安量	耐容上限量	目安量	耐容上限量
0~5(月)	0.01	—	0.01	—
6~11(月)	0.5	—	0.5	—
1~2(歳)	1.5	—	1.5	—
3~5(歳)	1.5	—	1.5	—
6~7(歳)	2.0	—	2.0	—
8~9(歳)	2.5	—	2.5	—
10~11(歳)	3.0	—	3.0	—
12~14(歳)	4.0	—	4.0	—
15~17(歳)	4.5	—	3.5	—
18~29(歳)	4.0	11	3.5	11
30~49(歳)	4.0	11	3.5	11
50~64(歳)	4.0	11	3.5	11
65~74(歳)	4.0	11	3.5	11
75以上(歳)	4.0	11	3.5	11
妊婦			3.5	—
授乳婦			3.5	—

出典:「日本人の食事摂取基準(2020年版)」

Memo

乾電池や工業用に利用されるマンガン

マンガンといえば、よく知られているのはマンガン乾電池です。マンガン乾電池はアルカリ乾電池に比べると流せる電流量が小さく、消費電力が高い機器に使用するには不向きとされています。一方、時計やリモコン、電卓など微量の電気を少しずつ消費するものはマンガン乾電池に向いています。マンガンは工業用としても重要で、鉄鋼や非金属に添加すると強度や硬度、耐食性が増します。海水に対する耐食性も高まるため、橋梁や船のスクリューなどにも利用されています。

マンガンを多く含む食品

●マンガンを効率よくとるには

マンガンは、モロヘイヤやれんこんなどの野菜類や豆類、穀類などの植物性食品に多く、動物性食品にはあまり含まれていません。通常の食生活で不足することはないので、マンガンを多く含む食品を意識するよりは、栄養バランスのよい食事を心がけましょう。

□可食部100g中のマンガンの量
■1食分のマンガンの目安量

穀類

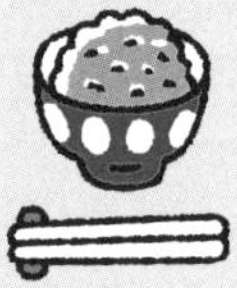

食品	可食部100g中のマンガンの量	1食分のマンガンの目安量
玄米ごはん	1.04mg	1膳(150g) 1.56mg
胚芽米ごはん	0.68mg	1膳(150g) 1.02mg
そば(ゆで)	0.38mg	1食(180g) 0.68mg
マカロニ・スパゲッティ(ゆで)	0.35mg	1袋(200g) 0.70mg

野菜類

食品	可食部100g中のマンガンの量	1食分のマンガンの目安量
モロヘイヤ	1.32mg	1/4束(60g) 0.79mg
あしたば	1.05mg	1/4束(50g) 0.53mg
れんこん	0.78mg	1/4節(50g) 0.39mg
たけのこ(ゆで)	0.55mg	1/3パック(50g) 0.28mg

豆類

食品	100gあたり	目安量
大豆（国産黄大豆・乾）	2.27mg	1/5カップ(30g) 0.68mg
油揚げ	1.55mg	1/2枚(10g) 0.16mg
ひよこ豆（ゆで）	1.10mg	1食分(45g) 0.50mg
ひきわり納豆	1.00mg	1パック(50g) 0.50mg

そのほか

食品	100gあたり	目安量
ヘーゼルナッツ（フライ、味つけ）	5.24mg	10粒(15g) 0.79mg
くるみ（いり）	3.44mg	5粒(20g) 0.69mg
バターピーナッツ	2.81mg	10粒(10g) 0.28mg
アーモンド（いり、無塩）	2.46mg	10粒(15g) 0.37mg
干し柿	1.48mg	1個(30g) 0.44mg
パイナップル	1.33mg	1/8切れ(100g) 1.33mg

微量ミネラル
ヨウ素

ヨウ素は、成人の体内に10～20㎎含まれ、その70～80％は甲状腺にあります。甲状腺はのどぼとけの下にあり、指先ほどの大きさで蝶が羽を広げたような形の臓器です。

体内に入ったヨウ素は、胃や小腸で吸収され、血液から甲状腺に取り込まれ、甲状腺ホルモンの材料になります。甲状腺ホルモンはエネルギー代謝の促進やたんぱく質の合成など、成長や発達に関わっています。

甲状腺ホルモンから遊離した（結合が切れて分離した）ヨウ素の90％以上は、主に腎臓から尿中に排泄されます。

ヨウ素は海産物に多く含まれています。日本人は世界的にみても突出した量を摂取しています。

Data

元素記号……………I
欠乏症……………甲状腺腫など
過剰症……………甲状腺腫など
推奨量（成人）…男性130μg／日
女性130μg／日

ヨウ素の主な働き

甲状腺ホルモンの構成成分になる

ヨウ素は、甲状腺ホルモンの構成成分となって働きます。甲状腺ホルモンは、脳下垂体から分泌される甲状腺刺激ホルモン（ＴＳＨ）の作用によって、甲状腺から分泌されます。

甲状腺ホルモンは、全身のほとんどの組織に作用し、酸素の消費量を増加させたり、基礎代謝量（生命維持のために最低限必要になるエネルギー量）を促進したりする働きがあります。

また、エネルギー代謝やたんぱく質の合成を増

ヨウ素の特徴と作用

- 成人の体内に10～20mg存在
- ヨウ素の70～80%は甲状腺に存在する
- 日本人のヨウ素の摂取量は世界的にみても多い
- 甲状腺ホルモンの構成成分になる
- 基礎代謝の促進に関わる
- たんぱく質の合成に関わり、生殖や成長に不可欠
- 骨の形成に関わり、成長に不可欠

加させたり、骨の形成を促したりします。ヨウ素は生殖や成長、発達に重要な役割を果たし、とくに成長期では欠かせません。

胎児の健康維持に必要

甲状腺ホルモンは、胎児の脳や末梢組織、骨格などの発達と成長を促します。

妊娠中にヨウ素が不足していると、生まれた子どもが先天性の病気を発症することがあります。日本では早期に病気を発見するために、新生児の段階でＴＳＨを測定するマススクリーニング検査が行われています。

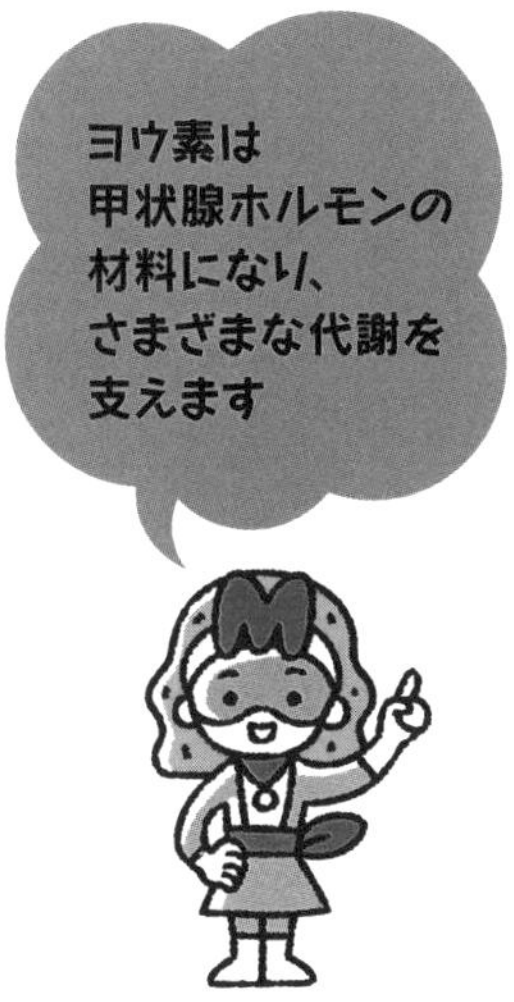
ヨウ素は
甲状腺ホルモンの
材料になり、
さまざまな代謝を
支えます

必要な量はどのくらい？

ヨウ素の1日の推奨量については、165ページの表のとおりです。推奨量は成人男性、成人女性ともに130μgです。この数値は、日本人を対象にした有用なデータがないため、欧米の研究結果に基づいています。

不足した場合

ヨウ素が不足すると、甲状腺がはれる**甲状腺肥大**になり、この状態が続くと**甲状腺の機能の低下**や**甲状腺腫**（甲状腺がはれたままになる）などがみられます。その場合、成人では皮膚の乾燥、むくみ、声がれ、体重の増加、精神機能障害、妊よう性（妊娠するための機能）の低下などの症状が現れます。

また、妊娠中にヨウ素が不足していると、死産や流産、胎児の先天異常などが生じたり、生まれた子どもが**先天性甲状腺機能低下症**（クレチン症）を発症したりします。クレチン症は重度になると精神発達の遅延や低身長、神経系の障害などを引き起こします。

さらに、成長期に不足すると、**発達に異常**が見られることがあります。

とりすぎた場合

長期間にわたり、ヨウ素をとりすぎた場合も、甲状腺ホルモンがうまく合成できず、**甲状腺肥大**になり、**甲状腺機能の低下**や**甲状腺腫**がみられることがあります。

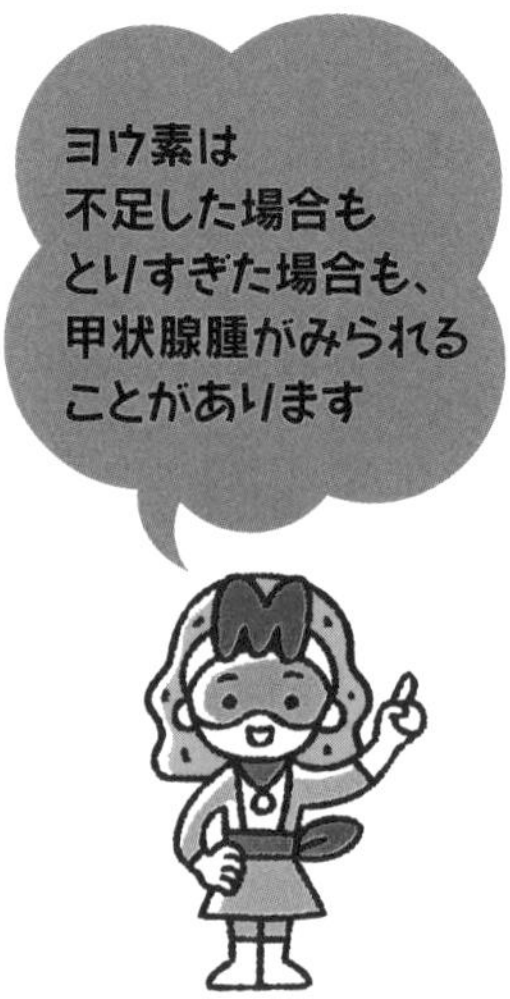
ヨウ素は
不足した場合も
とりすぎた場合も、
甲状腺腫がみられる
ことがあります

■ヨウ素の食事摂取基準（μg/日）

性別	男性				女性			
年齢等	推定平均必要量	推奨量	目安量	耐容上限量	推定平均必要量	推奨量	目安量	耐容上限量
0～5（月）	—	—	100	250	—	—	100	250
6～11（月）	—	—	130	250	—	—	130	250
1～2（歳）	35	50	—	300	35	50	—	300
3～5（歳）	45	60	—	400	45	60	—	400
6～7（歳）	55	75	—	550	55	75	—	550
8～9（歳）	65	90	—	700	65	90	—	700
10～11（歳）	80	110	—	900	80	110	—	900
12～14（歳）	95	140	—	2,000	95	140	—	2,000
15～17（歳）	100	140	—	3,000	100	140	—	3,000
18～29（歳）	95	130	—	3,000	95	130	—	3,000
30～49（歳）	95	130	—	3,000	95	130	—	3,000
50～64（歳）	95	130	—	3,000	95	130	—	3,000
65～74（歳）	95	130	—	3,000	95	130	—	3,000
75以上（歳）	95	130	—	3,000	95	130	—	3,000
妊婦（付加量）					+75	+110	—	—*1
授乳婦（付加量）					+100	+140	—	—*1

＊1 妊婦及び授乳婦の耐容上限量は、2,000μg/日とした。
出典：「日本人の食事摂取基準（2020年版）」

Memo

ヨウ素欠乏症を防ぐための「ヨウ素添加塩」

ヨウ素は海水中に存在し、海水から少量のヨウ素が大気に入り、雨を介して地下水や土壌に入ります。日本は海に囲まれ、海産物に恵まれた国です。一方、海から離れて標高が高く、土壌にもヨウ素が含まれていない国や地域の人々は、ヨウ素欠乏症のリスクが高くなります。そのため、多くの国や地域で、十分な量をとるために食卓塩にヨウ素が添加されています（ヨウ素添加塩）。日本では、食品添加物としてのヨウ素は認可されていないので、ヨウ素添加塩はありません。

ヨウ素を多く含む食品

●ヨウ素を効率よくとるには

ヨウ素は海水に多く含まれているため、海藻類や魚介類に豊富に含まれています。これらの海産物を食べていれば不足することはありません。肉や加工食品に偏りがちな人は、献立に海藻類を加えるとよいでしょう。汁物やサラダに使うと手軽で、料理にうまみも出ます。

□可食部100g中のヨウ素の量
■1食分のヨウ素の目安量

魚介類

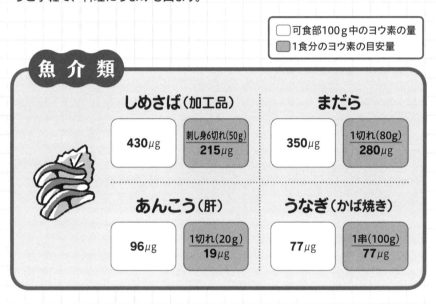

食品	可食部100g中のヨウ素の量	1食分のヨウ素の目安量
しめさば（加工品）	430μg	刺し身6切れ(50g) 215μg
まだら	350μg	1切れ(80g) 280μg
あんこう（肝）	96μg	1切れ(20g) 19μg
うなぎ（かば焼き）	77μg	1串(100g) 77μg

ワンポイント

「だし」で上手に減塩しましょう

こんぶを煮だした「だし汁」にはヨウ素がたっぷり含まれています。こんぶだしは和食の味のベースとして煮物や汁物などによく利用され、うまみ成分であるグルタミン酸を含んでいます。それだけでもおいしいですが、かつお節も一緒に使うと、うまみ成分であるイノシン酸との相乗効果で深い味わいになります。日本人は食塩の摂取量が多いので、調味料はなるべく控えたいもの。だしのうまみを活かすと薄味でも満足感のある味になります。だしをとったあとのこんぶは、煮物などに利用するとむだがありません。

海藻類

食品	100gあたり	目安量
きざみこんぶ	230,000μg	1食分(10g) 23,000μg
まこんぶ(素干し)	200,000μg	10cm角(10g) 20,000μg
ひじき(乾)	45,000μg	大さじ1(3g) 1,350μg
こんぶの佃煮	11,000μg	大さじ1(12g) 1,320μg
カットわかめ(乾)	10,000μg	大さじ1(3g) 300μg
焼きのり	2,100μg	全型1/2枚(1g) 21μg
青のり(素干し)	2,700μg	大さじ1(3g) 81μg
とさかのり(赤とさか、塩蔵、塩抜き)	630μg	1食分(10g) 63μg
めかぶわかめ	390μg	1パック(30g) 117μg
ところてん	240μg	1/2本(100g) 240μg

微量ミネラル
セレン

Data

元素記号……Se
欠乏症……克山病など
過剰症……通常の食生活ではみられない
推奨量(成人)…男性30μg/日
女性25μg/日

セレンは、セレニウムとも呼ばれ、成人の体内に10～13mg含まれています。

食品に含まれているセレンは、たんぱく質と結合しています。体内に入ったセレンは、小腸で吸収され、ほとんどがセレノプロテイン（セレン含有たんぱく質）となり、生理機能を発揮します。近年の研究の結果、人の体内には25種類のセレノプロテインがあることがわかっています。また、体内のセレンの量は、尿中への排泄量によって調節されています。

食事から摂取するセレンの量は、その地域の土壌に含まれているセレンの濃度に左右されます。土壌中のセレン濃度が低い地域では、欠乏症がみられることがあります。

セレンの主な働き

抗酸化作用を持つ酵素の成分

セレンは、強い抗酸化作用のある**グルタチオンペルオキシターゼ**（ＧＰｘ）という酵素の成分です。活性酸素が過剰に発生すると、細胞を酸化させてダメージを与えます。ＧＰｘは、抗酸化作用によって、細胞が酸化されるのを防ぎます。

そのほか

甲状腺ホルモンの代謝に関わる酵素の成分としても働いています。

■セレンの食事摂取基準（μg/日）

性別	男性				女性			
年齢等	推定平均必要量	推奨量	目安量	耐容上限量	推定平均必要量	推奨量	目安量	耐容上限量
0～5（月）	—	—	15	—	—	—	15	—
6～11（月）	—	—	15	—	—	—	15	—
1～2（歳）	10	10	—	100	10	10	—	100
3～5（歳）	10	15	—	100	10	10	—	100
6～7（歳）	15	15	—	150	15	15	—	150
8～9（歳）	15	20	—	200	15	20	—	200
10～11（歳）	20	25	—	250	20	25	—	250
12～14（歳）	25	30	—	350	25	30	—	300
15～17（歳）	30	35	—	400	20	25	—	350
18～29（歳）	25	30	—	450	20	25	—	350
30～49（歳）	25	30	—	450	20	25	—	350
50～64（歳）	25	30	—	450	20	25	—	350
65～74（歳）	25	30	—	450	20	25	—	350
75以上（歳）	25	30	—	400	20	25	—	350

＊妊婦の推定平均必要量の付加量は5μg/日、授乳婦は15μg/日。妊婦の推奨量の付加量は5μg/日、授乳婦は20μg/日。

出典：「日本人の食事摂取基準（2020年版）」

必要な量はどのくらい？

セレンの1日の目安量は、表のとおりです。目安量は成人男性の場合は30㎍、成人女性の場合は25㎍です。この数値は、欠乏症を予防する量に基づいています。

不足した場合・とりすぎた場合

日本人の食生活では、セレンが不足することは、まれです。しかし、土壌中のセレン濃度が低く、セレン不足による欠乏症に悩む地域は少なくありません。中国の北東部から南西部の克山地域でみられた**克山病**《こくざんびょう》という心疾患が、よく知られています。

通常の食生活をしていれば、過剰摂取になる可能性は低いですが、サプリメントなどをとりすぎるとセレン中毒を起こすことがあります。主な症状は、**脱毛**や**つめの変形**などで、胃腸障害や湿疹などがみられることもあります。

セレンを多く含む食品

●セレンを効率よくとるには

セレンはまぐろ、かつお、かれい、かになど身近な魚介類に多く含まれ、肉類ではレバーに多く含まれています。セレンは抗酸化作用のある酵素の構成成分となるので、同じ作用のあるβ-カロテンやビタミンE、ビタミンCなどと一緒にとると、相乗効果が期待できます。

□可食部100g中のセレンの量
■1食分のセレンの目安量

肉類

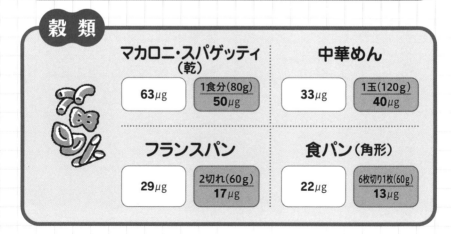

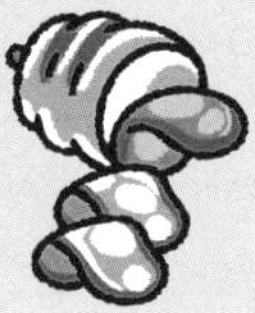

食品	可食部100g中	1食分の目安量
豚レバー	67μg	1食分(80g) 54μg
鶏レバー	60μg	1食分(80g) 48μg
ロースハム	21μg	2枚(40g) 8μg
牛リブロース肉（輸入肉、脂身つき）	20μg	1食分(80g) 16μg

穀類

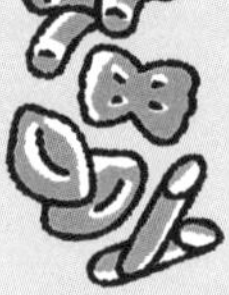

食品	可食部100g中	1食分の目安量
マカロニ・スパゲッティ（乾）	63μg	1食分(80g) 50μg
中華めん	33μg	1玉(120g) 40μg
フランスパン	29μg	2切れ(60g) 17μg
食パン（角形）	22μg	6枚切り1枚(60g) 13μg

魚介類

食品	100gあたり	1回量あたり
あんこう(肝)	200μg	1切れ(20g) 40μg
たらこ	130μg	1/4本(25g) 33μg
まがれい	110μg	小1尾(100g) 110μg
くろまぐろ(天然、赤身)	110μg	刺し身6切れ(80g) 88μg
かつお(秋どり)	100μg	刺し身5切れ(80g) 80μg
ずわいがに	97μg	脚3本(80g) 78μg
あまだい	75μg	1切れ(80g) 60μg
まさば	70μg	1/4尾(80g) 56μg
めかじき	59μg	1切れ(100g) 59μg
ぶり	57μg	1切れ(80g) 46μg

微量ミネラル

クロム

クロムには、主に三価と六価がありますが、私たちが食品から摂取しているのは三価クロムです。三価クロムは、成人の体内に約2㎎ありります。六価クロムは栄養素としての働きはなく、メッキなどの工業用に利用され、強い毒性を持つので混同しないようにしましょう。

クロムは微量ながらも、多くの食品に含まれています。体内に入ったクロムは小腸から吸収され、たんぱく質と結合して、全身の組織に運ばれます。クロムの吸収率はとても低く、海外の研究によると約1％とされています。

クロムは、血糖値を低下させるインスリンの作用を助ける働きがあるとされています。また、脂質の代謝にも関わるとされています。

Data

- **元素記号**……Cr
- **欠乏症**………通常の食生活ではみられない
- **過剰症**………通常の食生活ではみられない
- **目安量（成人）**…男性10μg／日
  女性10μg／日

クロムの主な働き

インスリンの働きに関わる

クロムはインスリンの働きを助けて、血糖値を下げる方向に働くと考えられています。

インスリンは、膵臓から分泌されるホルモンです。食事によって血液中の糖質が増えると、インスリンが分泌され、その働きで糖質は筋肉などに送り込まれ、エネルギー源として利用されます。インスリンがなければ糖質を利用できず、血糖値が上昇して糖尿病を招きます。

また、クロムは脂質の代謝改善にも関わること

■クロムの食事摂取基準（μg/日）

性別	男性		女性	
年齢等	目安量	耐容上限量	目安量	耐容上限量
0～5（月）	0.8	―	0.8	―
6～11（月）	1.0	―	1.0	―
1～2（歳）	―	―	―	―
3～5（歳）	―	―	―	―
6～7（歳）	―	―	―	―
8～9（歳）	―	―	―	―
10～11（歳）	―	―	―	―
12～14（歳）	―	―	―	―
15～17（歳）	―	―	―	―
18～29（歳）	10	500	10	500
30～49（歳）	10	500	10	500
50～64（歳）	10	500	10	500
65～74（歳）	10	500	10	500
75以上（歳）	10	500	10	500

＊妊婦・授乳婦の目安量は10μg/日
出典：「日本人の食事摂取基準（2020年版）」

が報告されていますが、これにはさらなる研究が必要です。

必要な量はどのくらい？

クロムの1日の目安量については、表のとおりです。目安量は成人男性、成人女性ともに10㎍です。この数値は、「日本食品標準成分表」を利用して、日本人の献立から算出したクロムの摂取量に基づいています。

不足した場合・とりすぎた場合

クロムは幅広い食品に含まれており、必要量もごくわずかです。通常の食生活をしていれば、不足したり、とりすぎたりすることはありません。ただし、サプリメントなどを過剰に摂取すると、インスリンに対する感受性を低下させることがあります。

クロムを多く含む食品

●クロムを効率よくとるには

クロムは微量ですが、豆類や海藻類、香辛料、肉類、魚介類、穀類など、さまざまな食品に含まれています。また、必要量も微量なので、クロムを意識してとろうとしなくても、不足することはまずありません。栄養バランスのよい食生活を心がけましょう。

□可食部100g中のクロムの量
■1食分のクロムの目安量

豆類

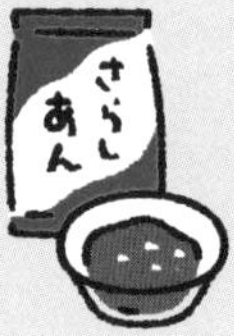

食品	可食部100g中のクロムの量	1食分のクロムの目安量
さらしあん（乾）	13μg	大さじ1(13g) 2μg
がんもどき	8μg	1個(80g) 6μg
ささげ（乾）	6μg	1/5カップ(30g) 2μg
凍り豆腐（乾）	5μg	1個(20g) 1μg

海藻類

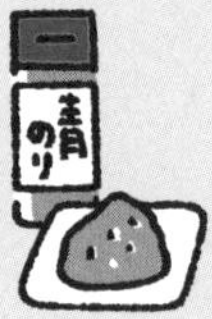

食品	可食部100g中のクロムの量	1食分のクロムの目安量
青のり（素干し）	39μg	大さじ1(3g) 1μg
ひじき（乾）	26μg	大さじ1(3g) 1μg
カットわかめ	19μg	大さじ1(3g) 1μg
まこんぶ（素干し）	14μg	10cm角(10g) 1μg

調味料・香辛料

食品	100gあたり	目安量
バジル（乾）	47μg	小さじ1(2g) 1μg
こしょう（黒、粉）	30μg	小さじ1(2g) 1μg
カレー粉	21μg	大さじ1(6g) 1μg
黒砂糖	13μg	大さじ1(9g) 1μg

そのほか

食品	100gあたり	目安量
ミルクチョコレート	24μg	板チョコ1/4枚(15g) 4μg
まさば（水煮および焼き）	6μg	1/4尾(80g) 5μg
アーモンド（フライ、味つけ）	6μg	10粒(15g) 1μg
あさり	4μg	10個(40g) 2μg
かき（養殖）	3μg	むき身2個(30g) 1μg
そば（ゆで）	2μg	1食分(180g) 4μg

微量ミネラル

モリブデン

モリブデンは、成人の体内に9mgほどあり、血漿や肝臓、腎臓に多く含まれています。体内に存在する量はわずかですが、いろいろな酵素の材料になります。

モリブデンの吸収率は高く、摂取したモリブデンのほとんどが体内に取り込まれます。モリブデンを多く摂取すると、過剰分は尿中に排泄されます。体内のモリブデンの量は、尿への排泄量の調節によって一定に保たれています。

モリブデンは穀類や豆類に多く含まれています。これらの摂取量が多い日本人は、平均的に1日225㎍のモリブデンを摂取し、大豆製品を多く用いた献立のときは、容易に1日300㎍を超えるとされています。

Data

元素記号……Mo
欠乏症……通常の食生活ではみられない
過剰症……銅の吸収を阻害する
推奨量(成人)…男性30μg/日
女性25μg/日

モリブデンの主な働き

重要な酵素の構成成分になる

モリブデンは、キサンチンオキシダーゼ、アルデヒドオキシダーゼ、亜硫酸オキシダーゼなどの酵素の構成成分です。これらの酵素は体内で重要な代謝に関わっています。

キサンチンオキシダーゼは尿酸の生成に必要です。尿酸はプリン体*という物質が体内で分解されてできる燃えカスで、尿や便として排泄されます。尿酸が生成できないと血液中の尿酸値が高くなり、痛風の原因になることがあります。

*プリン体：エネルギー代謝などにより体内でつくられる物質。食品中にも含まれている。

■モリブデンの食事摂取基準（μg/日）

性別	男性				女性			
年齢等	推定平均必要量	推奨量	目安量	耐容上限量	推定平均必要量	推奨量	目安量	耐容上限量
0～5（月）	—	—	2	—	—	—	2	—
6～11（月）	—	—	5	—	—	—	5	—
1～2（歳）	10	10	—	—	10	10	—	—
3～5（歳）	10	10	—	—	10	10	—	—
6～7（歳）	10	15	—	—	10	15	—	—
8～9（歳）	15	20	—	—	15	15	—	—
10～11（歳）	15	20	—	—	15	20	—	—
12～14（歳）	20	25	—	—	20	25	—	—
15～17（歳）	25	30	—	—	20	25	—	—
18～29（歳）	20	30	—	600	20	25	—	500
30～49（歳）	25	30	—	600	20	25	—	500
50～64（歳）	25	30	—	600	20	25	—	500
65～74（歳）	20	30	—	600	20	25	—	500
75以上（歳）	20	25	—	600	20	25	—	500

＊妊婦の推定平均必要量・推奨量の付加量は0μg/日。授乳婦はそれぞれ3μg/日。
出典：「日本人の食事摂取基準（2020年版）」

アルデヒドオキシダーゼは、有害なアルデヒドを別の化合物（カルボン酸）に変える酵素です。亜硫酸オキシダーゼは、毒性のある亜硫酸を硫酸にする働きがあり、欠損すると脳の萎縮と機能障害などが起こります。

必要な量はどのくらい？

モリブデンの1日の推奨量については、表のとおりです。推奨量は成人男性の場合は30㎍、成人女性の場合は25㎍です。この数値はアメリカ人男性を対象にした出納試験（摂取したモリブデン量と排泄されたモリブデンの量の差を検討する試験）の結果に基づいています。

不足した場合・とりすぎた場合

通常の食生活をしていれば、モリブデンが不足することはありません。モリブデンを過剰摂取すると、**銅の吸収を阻害**することがあります。

モリブデンを多く含む食品

●モリブデンを効率よくとるには

モリブデンは植物性食品では豆類や納豆、きなこなどの大豆製品、豆野菜、穀類に多く含まれ、動物性食品ではレバーにとくに多く含まれています。わずかな量ですが、幅広く食品に含まれているので、偏ることなく食べていれば不足する心配はないでしょう。

□可食部100g中のモリブデンの量
■1食分のモリブデンの目安量

穀類

食品	可食部100g中	1食分の目安量
もち	56μg	1個(50g) 28μg
玄米ごはん	34μg	1膳(150g) 51μg
精白米ごはん	30μg	1膳(150g) 45μg
全粒粉パン	22μg	1枚(60g) 13μg

野菜類

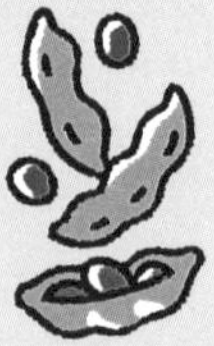

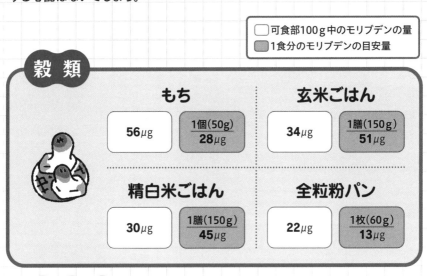

食品	可食部100g中	1食分の目安量
枝豆	240μg	1/3袋(50g) 120μg
そら豆	150μg	10粒(50g) 75μg
グリンピース	65μg	1/5カップ(35g) 23μg
さやいんげん	34μg	5本(40g) 14μg

豆類

食品	100gあたり	1回量	1回量あたり
緑豆（乾）	410μg	1/5カップ(30g)	123μg
ささげ（乾）	380μg	1/5カップ(30g)	114μg
きな粉（黄大豆、全粒大豆）	380μg	大さじ2(10g)	38μg
大豆（国産黄大豆、乾）	350μg	1/5カップ(30g)	105μg
糸引き納豆	290μg	1パック(50g)	145μg
あずき（乾）	210μg	1/5カップ(35g)	74μg

そのほか

食品	100gあたり	1回量	1回量あたり
ごま（ねり）	150μg	大さじ1(18g)	27μg
豚レバー	120μg	1食分(80g)	96μg
落花生（大粒種、いり）	96μg	15粒(10g)	10μg
牛レバー	94μg	1食分(80g)	75μg

Column

必須ミネラル
塩素・硫黄・コバルト

「日本人の食事摂取基準（2020年版）」には収載されていませんが、塩素、硫黄、コバルトの3種類も必須ミネラルです。また、骨や歯の形成に関わり、虫歯予防に効果のある**フッ素**、骨や皮膚などの構成成分となる**ケイ素**などのミネラルも、体内にごくわずかに存在しています。

塩素

ナトリウムと塩素のほとんどは、食塩（塩化ナトリウム）として摂取されます。塩素は胃酸の成分であり、消化酵素のペプシンの活性化に関わっています。

硫黄

硫黄の大部分は、たんぱく質を構成する含硫アミノ酸として摂取されます。また、ビタミンB_1、ビオチン、パントテン酸などのビタミンにも含まれています。髪の毛やつめのたんぱく質であるケラチンの構成成分となるほか、さまざまな生理作用に関わっています。

コバルト

コバルトは、ビタミンB_{12}の構成成分です。コバルトが欠乏すると、ビタミンB_{12}欠乏症である巨赤芽球性貧血を起こします。

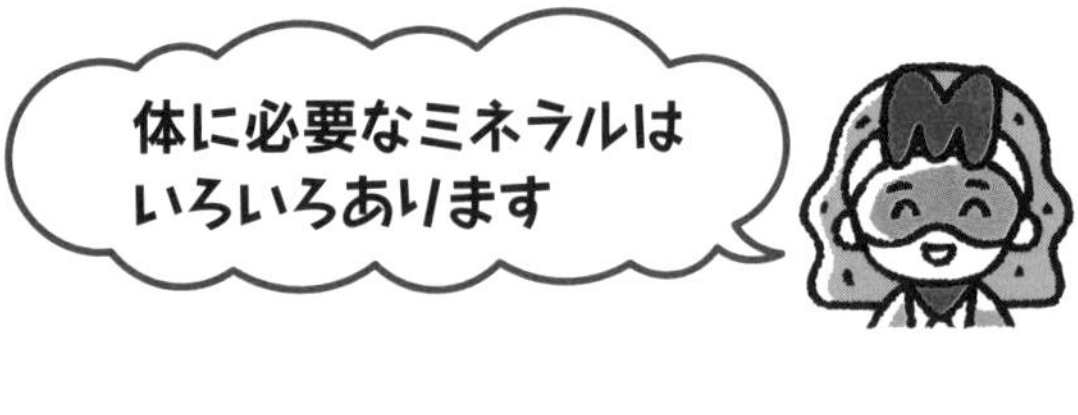

第4章

病気や不調とビタミン・ミネラルの関係

動脈硬化や高血圧症などの生活習慣病や、
肌荒れ、むくみなどの気になる症状の予防に、
ビタミン・ミネラルはどう関わっているのかを解説します。

感染症

さまざまなビタミン・ミネラルが免疫機能を維持する

どんな病気？

感染症は細菌やウイルスなどの病原体が体内に侵入し、症状を引き起こす病気です。

感染源（人や物）から周囲に広がる水平感染には、接触感染や空気感染、飛沫感染（せきやくしゃみなどのしぶきを吸い込むことで感染）、媒介物感染（汚染された水や食品、血液などを介して感染）など、主に4種類の感染経路があります。

感染症の症状は病原体によって異なりますが、風邪（普通感冒）であれば、鼻腔や咽頭など炎症によって発熱、鼻汁、せき、のどの痛みなどが起こります。

また、インフルエンザはインフルエンザウイルスによって発症し、38℃以上の高熱や頭痛、関節痛などが比較的急速に現れるのが特徴です。子どもでは、まれに急性脳症になる場合があり、高齢者では、二次性の肺炎を伴うことがあります。重症化することもあるので注意が必要です。

予防するには？

近年、季節性インフルエンザや、新型コロナウイルス感染症（COVID-19）が流行し、私たちの生活に大きな影響を及ぼしました。気道からの感染症を防ぐには、手洗い、うがい、マスク、換気など、病原体の侵入をなるべく遮断すること

感染症の予防に関わるのは

ビタミンA　ビタミンD　ビタミンE　ビタミンB群　ビタミンC

マグネシウム　鉄　亜鉛　銅　セレン

免疫機能は栄養状態と密接に関係しています。とくにエネルギー、たんぱく質の摂取不足は、免疫機能を低下させて感染症を引き起こすことがあります。上にあげたビタミン・ミネラルも免疫機能の維持に関わっています。

毎日のバランスのよい食事が免疫機能を保つ早道になります。免疫機能は加齢やストレス、喫煙、過度の飲酒などの要因によっても低下します

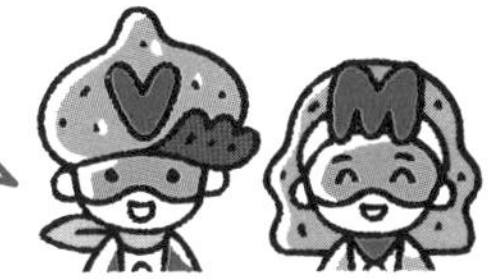

◆脂溶性ビタミン　◆水溶性ビタミン　◆多量ミネラル　◆微量ミネラル

が基本です。

食事に注意して感染症から体を守りたいと考える人は多いでしょう。しかしながら、特定の食品やサプリメントがウイルスを退治するという科学的根拠はありません。

◆微量栄養素は免疫系の維持に重要

感染症を予防するには、適正な食生活のもとで栄養素などを過不足なく、バランスよくとり、体に備わっている免疫機能（ウイルスなどの異物を排除しようとするシステム）を維持することが重要です。

いくつかのビタミン・ミネラルは、細菌やウイルスを攻撃する免疫細胞の働きを促すなど、免疫系の組織を支えるうえで重要な役割を果たしています。これらが不足すれば免疫機能に悪影響を与え、感染に対する抵抗力を低下させる可能性があります。

毎日の食事でビタミン・ミネラルの適正量をとりましょう。

高血圧症

ナトリウム（食塩）を減らし、カリウムを摂取して、血圧の上昇を防ぐ

どんな病気？

高血圧症（高血圧）はとくに日本人に多く、生活習慣病による死亡に最も大きく影響します。「国民健康・栄養調査（令和元年）」によると、20歳以上の日本人のおよそ2人に1人は高血圧です。

日本高血圧学会では、診察室での収縮期血圧（上の血圧）が140㎜Hg*以上、または拡張期血圧（下の血圧）が90㎜Hg以上の場合を高血圧基準としています。また自宅で測る場合は、診察室よりも5㎜Hg低い基準が用いられます。

高血圧が続くと血管に圧力が加わり、血管壁に負担がかかります。そのままにしておくと動脈硬化になり、進行すると心筋梗塞や脳卒中など命に関わる病気の引き金になりかねません。高血圧症は若いうちからの予防が大切です。

予防するには？

高血圧の大きな原因になっているのが食塩（ナトリウム）のとりすぎです。「日本人の食事摂取基準（2020年版）」の目標量である成人男性で1日7・5g未満、成人女性で6・5g未満を目指しましょう。食塩相当量を1日1g減らすと、収縮期血圧で約1㎜Hg強の降圧が期待できることが報告されています。

また、肥満は高血圧の発症や悪化に関連してい

*mmHg（ミリメートル・エイチ・ジーまたはミリ水銀）：血圧を指す単位。

高血圧症予防に関わるのは

カリウム　カルシウム　← 予防に役立つ

ナトリウム　← 過剰に摂取しない

ナトリウム（食塩）の過剰摂取で血圧は上昇しますが、カリウムはこの作用に拮抗すると考えられます。またカルシウムは血圧を安定させる効果があるとされています。

食塩の摂取を少なくするには、むやみに食塩を含む調味料を使わず味つけを確かめましょう。外食や加工食品には目に見えない食塩が隠れていることがあるので注意が必要です

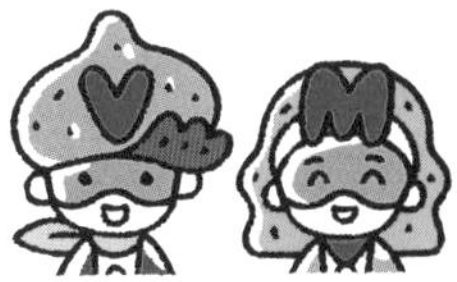

ます。さらに飲酒も高血圧と関連があり、習慣的な飲酒量が多くなると、高血圧症の発症リスクが高くなります。

一方、野菜や果物、大豆製品などに豊富に含まれるカリウムにはナトリウムの尿中排泄を促す働きがあります。

◆血圧低下効果のあるDASH食

アメリカでは高血圧症の改善に「DASH《ダッシュ》食（高血圧を防ぐ食事法）」が提唱されています。これは野菜や果物の摂取量の増加、総脂肪や飽和脂肪酸の摂取量の減少、低脂肪乳製品の摂取量の増加、魚摂取量の増加の食事パターンです。

DASH食は飽和脂肪酸とコレステロールが少なく、カリウム、カルシウム、マグネシウム、食物繊維、たんぱく質が多く、血圧を下げる効果があることが報告されています。

一方、日本では日本食献立に牛乳・乳製品を取り入れることに調理的課題があり、DASH食は用いられにくい状況です。

動脈硬化

抗酸化作用のあるビタミン・ミネラルが動脈硬化の予防に役立つ

どんな病気？

動脈は心臓から送り出される血液を全身に運んでいる血管です。通常の動脈の壁はしなやかで弾力性がありますが、加齢やいろいろな危険因子によって厚く硬くなってしまいます。動脈の内側の膜にＬＤＬコレステロール（いわゆる悪玉コレステロール）などが沈着すると、血管が狭くなって柔軟性を失います。

このような状態を動脈硬化といい、動脈の壁にできた沈着物が崩れて、そこに血栓（血のかたまり）ができると血管が詰まり、心臓に負担がかかるため心筋梗塞や脳梗塞を引き起こします。動脈硬化の危険因子といわれるのは、高血圧、喫煙、肥満、脂質代謝異常、運動不足、ストレスなどです。

予防するには？

動脈硬化は、年齢とともに進行するものではありますが、危険因子を取り除く食生活や生活習慣でそのスピードを抑えることができます。

動脈硬化を予防する食事のポイントは、基本的に日本食を意識することです。動物性の脂質（肉の脂身、バターなど）を控え、大豆、魚、野菜、海藻、きのこ、果物、未精製穀類などを組み合わせて摂取しましょう。ただし、食塩はとりすぎないようにします。

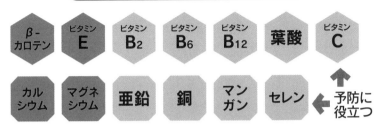

動脈硬化予防に関わるのは

β-カロテン　ビタミンE　ビタミンB_2　ビタミンB_6　ビタミンB_{12}　葉酸　ビタミンC

カルシウム　マグネシウム　亜鉛　銅　マンガン　セレン　← 予防に役立つ

ナトリウム　← 過剰に摂取しない

抗酸化作用のあるビタミンや抗酸化酵素の構成成分になるミネラルなどをとりましょう。

緑黄色野菜や根菜、海藻などでビタミン、ミネラル、食物繊維をたっぷりとりましょう

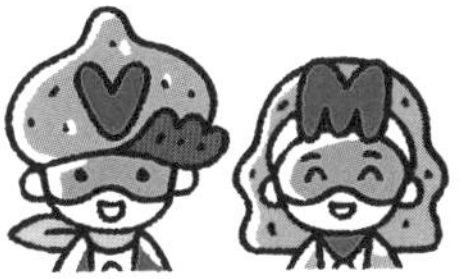

脂溶性ビタミン　水溶性ビタミン　多量ミネラル　微量ミネラル

◆抗酸化作用のあるビタミン・ミネラル

ビタミン・ミネラルも、動脈硬化の予防に関わっています。血管にたまる沈着物は、LDLコレステロールや活性酸素により酸化された過酸化脂質などです。β-カロテンやビタミンC、ビタミンEには抗酸化作用があり、これらの酸化を防ぎます。さらに、ビタミンB_2には過酸化脂質の分解を促進する働きがあります。亜鉛、銅、マンガン、セレンなどは、抗酸化に働く酵素の構成成分です。

また、ビタミンB_6やビタミンB_{12}、葉酸が不足すると、動脈硬化の引き金となるホモシステイン（血液中に存在するアミノ酸の1つ）が蓄積してしまいます（75ページ参照）。

カルシウムが慢性的に不足し、骨から溶出して血管壁に付着すると、血管壁の弾力を失わせて動脈硬化の要因になります。さらに、マグネシウムの摂取が不足すると、血圧上昇や動脈硬化などの複数の虚血性心疾患（狭心症・心筋梗塞）のリスクを高めることが報告されています。

骨粗鬆症

カルシウムに加え、マグネシウム、ビタミンD・Kを摂取して予防

どんな病気？

骨粗鬆症は、骨量が減って骨の強度が低下してしまう病気です。初めは自覚症状はほとんどありませんが、転ぶなどのちょっとしたはずみで骨折しやすくなります。

骨は常に骨形成（新たにつくること）と骨吸収（溶かして壊すこと）を繰り返しています。骨粗鬆症はこのバランスが崩れることで起こります。男性よりも女性（とくに閉経後の女性）に多くみられ、女性ホルモンや老化が深く関係していると考えられています。

高齢者の場合、大腿骨（足のつけ根の骨）を折ると歩くことが困難になり、そのせいで足を動かさないでいると筋力が衰え、寝たきりになってしまうことがあります。いったん寝たきりになると元の生活レベルに戻れないことも多く、生活の質を大きく損ねることになりかねません。

予防するには？

骨粗鬆症は予防が大切です。骨の材料となるカルシウムはもちろん、カルシウムとともに骨の成分となるマグネシウム、カルシウムの腸管での吸収を助けるビタミンD、骨の形成を助けるビタミンKも必要です。

ビタミンDには筋力を維持したり、高めたりす

骨粗鬆症予防に関わるのは

ビタミンD　ビタミンK　カルシウム　マグネシウム ← 予防に役立つ

ナトリウム　リン ← 過剰に摂取しない

大豆製品、丸ごと食べられる小魚、青菜、乳製品などはカルシウムが豊富な食品です。きのこ類や魚類などのビタミンDの多い食品と組み合わせて骨量の維持を心がけましょう。

閉経後、骨吸収（古い骨が壊されること）を行う細胞の活動を抑える女性ホルモンのエストロゲンが減少することも骨粗鬆症のリスクになるとされています

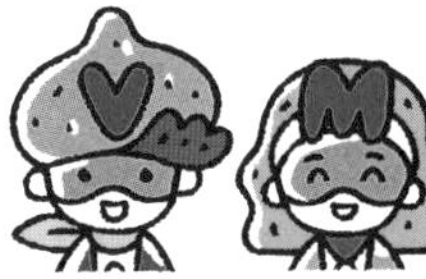

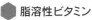

脂溶性ビタミン　多量ミネラル

る効果もあります。ビタミンDの摂取量と転倒の関係を調べた研究では、血液中のビタミンD濃度が高い人のほうが、転倒が少ないと報告されています。ビタミンDは骨と骨格筋の両方に作用して骨折予防に効果があるといえます。

また血液中のホモシステイン濃度が高い人は、骨折しやすいことがわかっています。ホモシステインの代謝に関わるビタミンB_6、ビタミンB_{12}、葉酸は骨折予防に役立ちます（75ページ参照）。

一方、ナトリウムのとりすぎはカルシウムの排泄を促してしまいます。リンのとりすぎは、カルシウムの吸収を阻害します。

◆骨に負荷をかける運動を

適度な運動をして骨に負荷をかけると、骨形成におけるカルシウムの利用効率がよくなります。たばこに含まれるニコチンはカルシウムの吸収を妨げるので禁煙し、アルコールやカフェインの多い飲み物は控えめにして、適度にビタミンDが生成される日光浴を心がけましょう。

貧血

予防には不足しがちな鉄、銅、ビタミンCなどの摂取が大切

人が活動するには、十分な酸素が不可欠なので、貧血になると疲れやすくなります。息切れや動悸、顔色が悪い、めまい、頭痛などの症状が出ることもあります。

鉄欠乏性貧血は、月経のある女性に多くみられます。また、成長期は体の成長に伴って、循環血液量が増えるため鉄の必要量が多くなります。妊娠中も、胎児の成長に伴って鉄の必要量が増えます。

どんな病気？

貧血は、赤血球に含まれる血色素（ヘモグロビン）の濃度が不足した状態をいいます。貧血はその原因によっていくつかの種類に分けることができますが、最も多いのは鉄が不足することによって起こる鉄欠乏性貧血です。

ヘモグロビンは主に鉄を含むヘムという色素と、たんぱく質が結合してできています。これはヘムたんぱく質と呼ばれ、酸素と結合し、全身に酸素を運ぶ重要な役割を担っています。そのため体内の鉄が不足するとヘモグロビンの濃度も低くなり、酸素を運ぶ機能が低下してしまいます。

予防するには？

鉄欠乏性貧血を予防するには、まず鉄を食事からとる必要があります。

貧血（鉄欠乏性貧血）予防に関わるのは

ビタミンB12　葉酸　ビタミンC

鉄　銅

貧血を予防するには、日ごろから欠食や偏食は避け、毎日の必要量を満たすように、いろいろな食品からビタミン・ミネラルを摂取しましょう。

鉄のサプリメントや強化食品などをとるときは、耐容上限量を超えないようにしましょう。とりすぎると嘔吐などの胃腸症状を引き起こすことがあるので注意が必要です

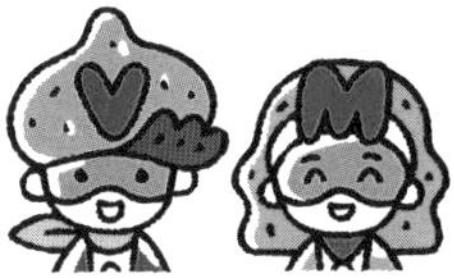

水溶性ビタミン　微量ミネラル

さらに、鉄のほかにもヘモグロビンの材料となるたんぱく質や、鉄の吸収を高めるビタミンCの摂取も大切です。鉄もたんぱく質も多く含む食品には、レバーや赤身の肉、魚、あさりなどがあり、ビタミンCが多い食品には、緑黄色野菜や果物などがあげられます。

◆動物性・植物性食品をバランスよく

赤血球がつくられるときには、ビタミンB12や葉酸、銅も必要です。これらの栄養素すべてを多く含む食品はレバーです。そのほか、ビタミンB12を多く含むのは魚介類、チーズなどで、葉酸はほうれん草、ブロッコリー、納豆など、銅は、かきやしゃこなどに多く含まれています。このように動物性食品と植物性食品をバランスよく組み合わせてとりましょう。

また、鉄は胃酸の働きで吸収されやすくなるので、よくかんで食べましょう。なお、鉄のサプリメントなどを利用する場合は、過剰摂取にならないよう、表示をよく見て検討することが大切です。

がん

ビタミンB6・C・Dなどにがん抑制効果が期待されている

どんな病気？

がんは、普通の細胞から発生した異常な細胞（がん細胞）が、周囲の細胞を破壊しながら増殖して体をむしばんでいく病気です。現在は日本人の2人に1人が、一生のうち1度はがんになるといわれるほど、身近な病気になっています。

２０１９年の部位別がん罹患者数を見ると、男性は前立腺がんが最も多く、次いで大腸、胃、肺、肝臓の順。女性は乳がんが最も多く、次いで大腸、肺、胃、子宮の順です。２０２１年の部位別のがんの死亡数のトップは男性が肺がん、女性が大腸がんでした。*

予防するには？

ビタミンのがん抑制効果については、さまざまな研究が進行しています。

たとえば、ビタミンB6は大腸がんの予防因子になり得ると考えられています。ビタミンCは消化器がんに対してがん抑制効果があるのではないかと期待されています。ビタミンD不足は発がんリスクを上昇させるという報告もあります。

国立がん研究センターをはじめとする研究グループでは、日本人を対象にした研究結果から、「禁煙」「節酒」「食生活」「身体活動」「適正体重の維持」「感染」の６つの要因ががん予防に重要だと

＊出典：国立がん研究センターがん情報サービス「最新がん統計」

■食物関連要因とがんのリスク

関連の強さ	リスクを下げるもの	リスクを上げるもの
確実	●食物繊維を含む食品【大腸がん】	●赤肉・加工肉【大腸がん】 ●飲酒【口腔がん、咽頭がん、喉頭がん、食道がん、肝臓がん、大腸がん（男性）、乳がん（閉経後）】 ●β-カロテンのサプリメントの過剰摂取【肺がん（喫煙者）】 ●アフラトキシン*1【肝臓がん】 ●飲料水中のヒ素【肺がん】
可能性大	●非でんぷん野菜【口腔がん、咽頭がん、喉頭がん】 ●にんにく【大腸がん】 ●果物【口腔がん、咽頭がん、喉頭がん、肺がん】 ●カルシウムを含む食事（牛乳やサプリメントなど）【大腸がん】 ●コーヒー【肝臓がん、子宮体がん】	●加工肉【胃がん（噴門部以外）】 ●中国式塩蔵魚【鼻咽頭がん】 ●塩蔵食品【胃がん】 ●グリセミック負荷*2【子宮体がん】 ●飲料水中のヒ素【膀胱がん、皮膚がん】 ●非常に熱い飲み物（65℃以上）【食道がん】 ●飲酒【胃がん（女性）、乳がん（閉経前）】

＊1 アフラトキシン：かび毒の一種
＊2 グリセミック負荷：食事の中で摂取される炭水化物の質と量とを同時に示す指標。血糖を急激に上昇させる食品の摂取量が多い場合や、血糖を緩やかに上昇させる食品であっても摂取量が多い場合は高くなる。
出典：国立がん研究センターがん情報サービスの資料をもとに一部修正

しています。

これらのうち「感染」を除いては日頃の生活習慣に関わるものなので、自分自身の努力でがんになる確率を減らすことができます。食生活に関するポイントは次の3つです。

減塩……胃がん、食道がんのリスクが低くなる

野菜と果物をとる……食道がん、胃がん、肺がんのリスクが低くなることが期待される

熱い食べ物や飲み物は冷ましてからとる……熱いままとると食道がんのリスクが高まるという報告が数多くある

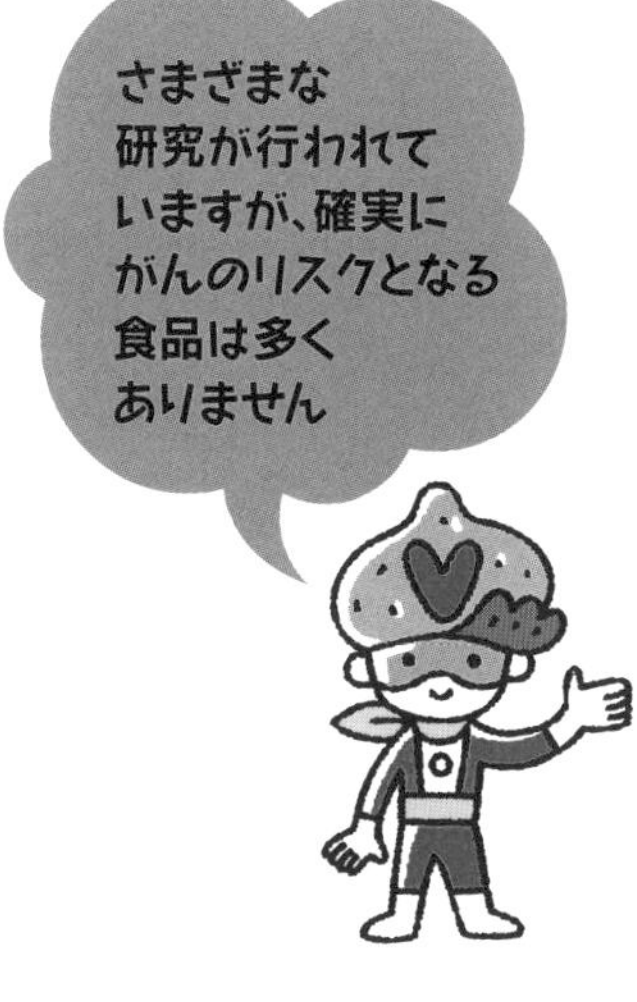
さまざまな
研究が行われて
いますが、確実に
がんのリスクとなる
食品は多く
ありません

肌荒れ

皮膚のバリア機能を保つビタミンB_2を欠かさずに

◆多くのビタミン・ミネラルが皮膚を守る

肌荒れとは、肌のなめらかさが失われ、カサつきやニキビ、湿疹、かゆみなどの症状が現れた状態をいいます。

肌荒れの原因は、大気の乾燥や紫外線、ほこりや雑菌の付着、間違ったスキンケア、ストレスやホルモンバランスの変化などさまざまですが、ビタミン不足も肌荒れの要因となります。

とくにビタミンB_2は、皮膚のバリア機能の維持に関わっています。皮膚のいちばん外側の表皮は、刺激から皮膚を守り、体内からの水分が蒸発するのを防いで、バリアの役割をしています。表皮は周期的にターンオーバー（新陳代謝）を繰り返し、古くなった角質層（表皮のいちばん外側）がはがれ落ち、新しい角質層に入れ替わっています。ビタミンB_2は皮膚の細胞の新生を助ける働きがあります。

さらに、ビタミンA、ナイアシン、ビタミンB_6、ビタミンE、ビタミンC、亜鉛、銅など多くの種類のビタミン・ミネラルが、皮膚の健康維持に関わっています。

ビタミンB_2はレバーや卵、牛乳やチーズなどの乳製品に多く含まれています。不足しないようにしましょう。

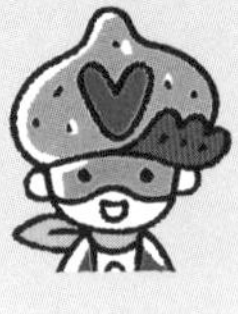

口内炎

口内炎ができたときはビタミンB群の不足が隠れているかも

◆生活を見直して原因を取り除こう

口の中の粘膜や唇、口角に起こる炎症を総称して口内炎といいます。

口内炎にはいくつかの種類がありますが、最も多いのが「アフタ性口内炎」です。赤く縁どられた2～10㎜ほどの丸くて白い潰瘍が、ほおや唇の内側、舌、歯茎などにできます。刺激による痛みを伴いますが、通常は10～14日ほどで自然になくなります。

このほか、入れ歯の接触など物理的な刺激によってできる「カタル性口内炎」や、ヘルペスウイルスが原因の口内炎などがあります。

アフタ性口内炎の原因は、免疫機能の低下やストレス、口の中の粘膜の損傷、粘膜を正常に保つ働きのあるビタミンB群（ビタミンB_1・B_2・ナイアシン・B_6・B_{12}・葉酸・パントテン酸・ビオチン）の不足などが考えられます。口内炎ができたときは不規則な生活をしていないか、栄養のバランスはいいか、生活を見直してみましょう。

また、口内炎は口の中が乾燥するとできやすくなります。加齢によって唾液の量が減少するので、高齢者は水分補給などで潤しましょう。

粘膜の健康を保つビタミンB群だけでなく、皮膚や粘膜の機能の維持に関わるビタミンAもしっかりとりましょう。

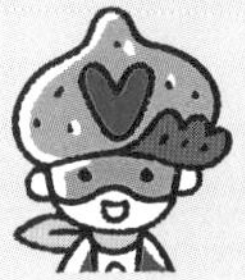

疲労

エネルギー代謝に関わるビタミンB群が疲労の回復を助ける

◆欠食や偏食をしないように

運動のあと、長時間の仕事のあと、集中して勉強したあとなど、日常生活で疲労を感じることはよくあります。疲労の原因はさまざまですが、エネルギー代謝がスムーズに行われない場合も、疲労感が出てきます。

エネルギー代謝に関係が深いビタミンは、ビタミンB群（ビタミンB_1・B_2・ナイアシン・B_6・B_{12}・葉酸・パントテン酸・ビオチン）です。炭水化物や脂質、たんぱく質などのエネルギー産生栄養素の代謝には、ビタミンB群が必要です。このうちのどれが欠けてもエネルギー代謝に影響を及ぼします。

ビタミンB群を摂取するには、複数の食品をとることが大切です。欠食をする人や偏食をする人、偏食でなくても毎日同じような食品を選んでいる人、加工食品を多く摂取している人はビタミンB群が不足しがちなので注意しましょう。

また、カフェインやアルコールの常飲者、激しい運動をする人なども、ビタミンB群の消費が高まるため、より摂取することが必要です。

疲労の回復には、栄養バランスのよい食事と睡眠、適度に体を動かすことが有効だと考えられています。

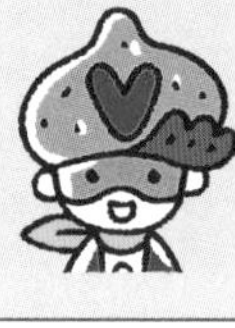

むくみ

ナトリウム（食塩相当量）のとりすぎなどに注意して予防

◆適量のカリウム摂取を心がける

むくみとは、細胞と細胞の間（間質）に水分がたまった状態をいいます。

「立ち仕事をしていたら、夕方になって脚がむくんだ」という場合は、立ち続けていたことで脚の血液やリンパ液が滞ってしまったためです。ずっと同じ姿勢を続けたり、窮屈な下着をつけたりしている場合も、血液循環が悪くなり、むくみが起きやすくなります。

また、ナトリウムのとりすぎもむくみの原因となります。血液中のナトリウム量が増えると、これを適正な濃度に薄めようとして細胞内の水分が血液中に移動するため、循環血液量が増えてむくみにつながります。

むくみを防ぐには、食塩のとりすぎを避け、ナトリウムの排出を促すカリウムが多く含まれている食品をとるのが効果的です。食物繊維もナトリウムを吸着して排出する働きがあるので、どちらも多く含む野菜や果物、いも、豆・豆製品などをとるとよいでしょう。

また、入浴やストレッチなどでむくみが解消されることがあります。

頻繁に外食をする人は、ナトリウムをとりすぎる傾向になりやすいので注意しましょう。また、長時間同じ姿勢は避けましょう。

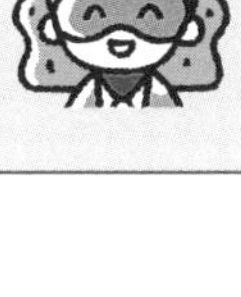

ストレス

必要なビタミン・ミネラルをとることとストレスを蓄積しないことが大切

◆代謝を促すことも大切

心や体にかかる外部からの刺激をストレッサーといい、ストレッサーに適応しようとして心や体に起こるさまざまな反応をストレス反応といいます。ストレス反応にはイライラ、不安、気分の落ち込み、関心の低下などの精神的な症状や頭痛、肩こり、動悸や息切れ、食欲の低下、便秘や下痢などの身体的な症状、さらに飲酒量や喫煙量の増加などもあげられます。

ストレッサーを受けているときはエネルギーの消費が高まるので、エネルギー代謝の補酵素として働くビタミンB群（ビタミンB_1・B_2・ナイアシン・B_6・B_{12}・葉酸・パントテン酸・ビオチン）もそれだけ必要になります。また、ビタミンCやパントテン酸は、ストレスに対抗するために分泌される抗ストレスホルモンの合成に関わっています。カルシウムやマグネシウムは、神経細胞の情報伝達に関わり、緊張や興奮を鎮めます。

ストレスはうまく解消できないと、どんどん蓄積されてしまいます。自分ひとりで解決できないときは周囲の人の力を借りて、解決の糸口を見出すことが重要です。

ストレスは心理的、社会的なものが大きいとされています。自分なりにストレスを解消できる方法を見つけるとよいでしょう。

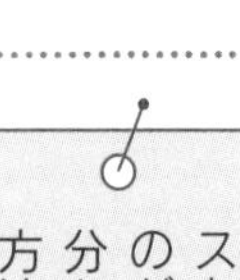

熱中症

水分とナトリウムなどのミネラルをとって脱水を防ぐことが重要

◆大量に汗をかいたときは注意

熱中症は高温多湿な環境に長時間いることで、体内の水分量や電解質（ナトリウムなど）のバランスが崩れたり、体温調節機能がうまく働かなくなったりして引き起こされる不調の総称です。大量の発汗や筋肉痛、頭痛、吐き気、倦怠感が現れ、重症になると意識障害が起こります。

熱中症を防ぐには、まず暑さを避けること。部屋の温度をこまめに調節し、カーテンで日光を遮ります。外出の際は通気性がよく吸汗・速乾素材の服を選び、帽子や日傘を使いましょう。

次に、水分補給もポイントです。人は普通に生活しているだけで尿や便、汗、呼気から1日に約2・5ℓもの水分を失っています。のどの渇きは脱水が始まっている証拠ですから、渇きを感じる前に水分補給を心がけましょう。

気をつけたいのは脱水です。大量の汗をかくと水分とナトリウムの両方が失われますが、水だけを補給するとナトリウムの濃度がますます薄まり、ナトリウム欠乏性脱水になる恐れがあります。水分とともにナトリウム（1ℓの水に1～2gの食塩）も補給しましょう。

脱水症状をそのままにすると、体温の調節機能に異常が現れます。水分補給は市販の経口補水液も利用するとよいでしょう。

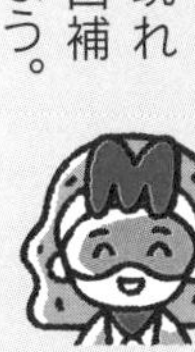

飲酒

お酒を飲んだらビタミンB_1が不足しないように注意する

◆アルコールの代謝に関わるビタミン

ほろ酔い程度の飲酒は、緊張をほぐしてストレス解消に役立ちますが、過度のアルコール摂取は健康に害を及ぼすことになりかねません。

アルコールを摂取したときは、ビタミンB_1やナイアシンなどを不足しないようにすることが大切です。ビタミンB_1はアルコールの代謝で重要な役割を担っています。アルコールの量が多く、肝臓で代謝しきれないときは、酵素によって代謝が促進されます。そのとき、ビタミンB_1が補酵素として働くのです。

また、ナイアシンは二日酔いの予防に関わっています。体内に入ったアルコールは胃や小腸から吸収され、肝臓に運ばれてアセトアルデヒドという物質に分解されます。アセトアルデヒドは、頭痛や吐き気など、いわゆる二日酔いの原因の1つとされている物質です。酵素の働きによって、アセトアルデヒドは酢酸に分解されますが、このとき補酵素として働くのがナイアシンです。

さらに、アセトアルデヒドが、最終的に酢酸から水と二酸化炭素に分解される際にも、ビタミンB_1が必要です。

ビタミンB_1は、アルコールを摂取すると必要量が増えるので、飲酒の前日や翌日に補給を心がけるとよいでしょう。

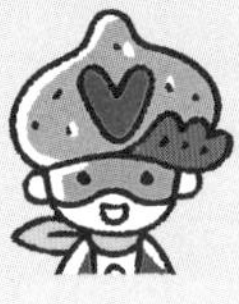

喫煙

たばこに含まれる有害物質による損傷を修復するにはビタミンCが必要になる

◆喫煙はさまざまな病気の要因に

たばこには依存性があり、やめようと思ってもなかなかやめられません。たばこを吸うと肺からニコチンが取り込まれ、脳内で快楽に関わる神経伝達物質のドーパミンが放出され、気分が落ち着くからです。

たばこにはニコチンやタール、一酸化炭素など有害物質が含まれています。そのため喫煙者はがんや心疾患、肺疾患、歯周病などの罹患率や死亡率が高いことが、多くの疫学研究の結果から指摘されています。

さらに、たばこの煙を吸わされてしまった受動喫煙の健康被害は、流涙、頭痛などの症状だけでなく、肺がんや心疾患による死亡率が上昇するという報告もあります。

体内ではこれらの有害物質による損傷を修復するのに多くのビタミンCが消費されます。喫煙者や受動喫煙者は、意識してビタミンCを不足しないようにとるようにしましょう。

「日本人の食事摂取基準（2020年版）」では、喫煙者や受動喫煙者は、同年代の推奨量以上のビタミンCをとることをすすめています。

喫煙者はビタミンCをとりましょう。柑橘類のジュースは手軽にビタミンCがとれますが、糖分のとりすぎには注意しましょう。

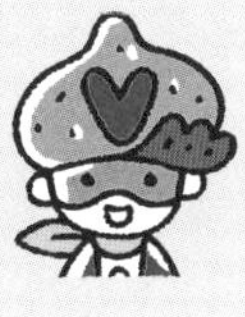

適正体重の維持

減量中は、ビタミンB群を欠かさないようにすることが大切

◆BMIの範囲はどのくらい？

適正体重を保つには、まず自分の標準体重や適正体重の範囲を確認しておきましょう。

その際に使うのが、ＢＭＩ（ボディ・マス・インデックス）という指数です（左ページ）。これは、現在の身長と体重をもとに算出するもので、肥満かどうかのチェックや標準体重との差をもとにしたダイエットのための計算などに使われます。

ＢＭＩが22程度であれば、最も病気にかかりにくいといわれており、これを使って標準体重が求められます。「日本人の食事摂取基準（２０２０年版）」には、18歳以上の成人の望ましいＢＭＩの範囲が示されています。

体重は摂取エネルギーと消費エネルギーのバランスによって決まります。ＢＭＩの判定結果から摂取エネルギー量と消費エネルギー量のバランスを調節する必要があるか検討します。

◆極端に食べる量を減らさない

消費エネルギーを増やすには、体を使った活動量を増やすのが効果的です。筋肉量を増やすと基礎代謝（生命維持のために最低限必要となるエネルギー消費量）を上げることもできます。ただし、実際にはこれだけで体重を減らすのは難しく、食事で摂取エネルギーを減らすことも必要です。

しかし、極端に食べる量を減らすと、代謝に必要なビタミンB群（ビタミンB_1・B_2・ナイアシ

■BMIの求め方

BMI＝体重（kg）÷身長（m）÷身長（m）

例（身長160cm、体重60kgの場合）
60（kg）÷1.6（m）÷1.6（m）＝23.4375…（kg/㎡）　BMIは23

↓ 判定

BMI 18.5未満	やせ
BMI 18.5～25未満	ふつう
BMI 25以上	肥満

標準体重の求め方

標準体重（kg）＝身長（m）×身長（m）×22
例　1.6（m）×1.6（m）×22＝56.3kg

■目標とするBMIの範囲（18歳以上）＊1,＊2

年齢（歳）	目標とするBMI（kg/㎡）
18～49	18.5～24.9
50～64	20.0～24.9
65～74＊3	21.5～24.9
75以上＊3	21.5～24.9

＊1 男女共通。あくまでも参考として使用すべきである。
＊2 観察疫学研究において報告された総死亡率が最も低かったBMIを基に、疾患別の発症率とBMIの関連、死因とBMIとの関連、喫煙や疾患の合併によるBMIや死亡リスクへの影響、日本人のBMIの実態に配慮し、総合的に判断し目標とする範囲を設定。
＊3 高齢者では、フレイル（高齢に伴って身体機能が低下し健康障害が起こりやすくなる）の予防及び生活習慣病の発症予防の両者に配慮する必要があることも踏まえ、当面目標とするBMIの範囲を21.5～24.9kg/㎡とした。

出典：「日本人の食事摂取基準（2020年版）」

ン・B_6・B_{12}・葉酸・パントテン酸・ビオチン）などが不足してしまう可能性があります。

さらに、摂取量が減ったことで、体は少ないエネルギーで今までの状態を維持しようとするため、食事量を元に戻した途端、体重が以前より増えてしまうことがあります。

◆食生活をチェックしてみよう

健康を維持しながら摂取エネルギーを減らし、減量するには、今の食生活から優先して減らせるものをピックアップしてみます。菓子類、甘い飲み物、酒類、調味に使う油脂や砂糖などです。また、肉は脂肪の少ない部位を使うとエネルギーをカットできます。揚げ物よりも蒸し物など油脂を使わない調理法も有効です。

また、普段の食事で野菜や海藻、きのこなどを多くとるとビタミン・ミネラルがとれるだけでなく、かさが増えるので満足感を得られます。必要な栄養素が不足しないようにしながら適正体重を維持しましょう。

Column

運動とビタミン・ミネラル

どんな運動をする場合でも、エネルギーや栄養素の過不足は、持久力の低下やけがの誘発、疲労回復の遅れなどの要因になります。運動をするには、日ごろから適切な栄養素等をとることが大切です。運動時に需要が増すビタミン・ミネラルには、次のようなものがあります。

ビタミンB群	運動時にエネルギー消費量が高まると、エネルギー産生の補酵素として働くビタミンB群の需要量が高まります。とくにビタミンB_1は糖質のエネルギー産生に重要なので、スポーツ前後の食事で積極的にとりましょう。
ビタミンC	ビタミンCは、皮膚や腱、軟骨などを構成する繊維状のたんぱく質であるコラーゲンの形成を助けます。また、抗酸化作用によって運動時に発生する活性酸素を抑制します。
カルシウム	カルシウムは骨や歯の主な構成成分です。カルシウム不足は、骨量の減少による骨折や、筋肉のけいれんなどを引き起こしてしまいます。
鉄	鉄は、体内に酸素を運搬するヘモグロビンの材料です。運動時は鉄の需要量が増え、貧血になりやすくなります。とくに成長期は、骨格筋などの体づくりにも鉄が必要です。

第5章

もっと知りたい ビタミン・ミネラルQ＆A

「緑黄色野菜はどんな野菜？」
「ミネラルウォーターのミネラルって何？」など、
ビタミン・ミネラルに関するさまざまな
疑問にお答えします。
知っているとトクをする情報が満載です。

Q 食塩の摂取量はどうやって減らしたらいい？

A 調味料の使い方、料理の味つけを工夫しましょう

私たちの毎日の食事で、食塩相当量は調味料からの摂取が全体の約7割を占めています。これは、単に「塩」として摂取しているだけではなく、みそやしょうゆなどの調味料に含まれている食塩の量も含んでいます。毎日の食事で食塩をとりすぎないようにするには、まず調味料の使いすぎに注意しましょう（左ページ参照）。

また、料理は薄味でも満足感のある味になるように、次にあげるような工夫をしましょう。

①うまみのある食品を利用する

昆布やかつお節などのだしや、きのこ類・貝類などうまみのある食材を組み合わせると、食塩相当量は控えめでも味にコクや深みが出ます。

②香辛料や香味野菜を使う

わさび、マスタード、カレー粉などの香辛料やしょうが、しそなどの香味野菜を適量使い、辛味や香りで薄味をカバーします。

③酸味のある食品を利用する

レモン果汁、トマト、酢などを使って酸味を加えると、すっぱさが味のアクセントになります。

④煮物などはとろみをつける

煮物などは、とろみをつけると食材に味がからまるので、薄味でも味を強く感じられます。

さらに、加工食品は食塩が多い傾向があるので注意が必要です。商品の「栄養成分表示」の「食塩相当量」を確認してから選びましょう。

■調味料の使い方

調味料は「かける」より「つける」

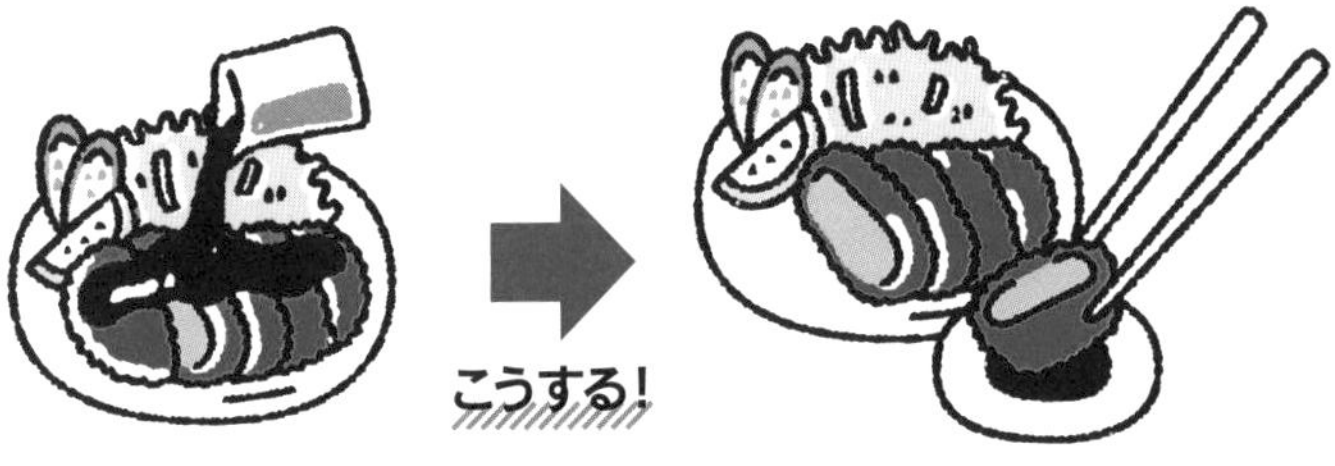

■栄養成分表示を確認

加工食品を購入するときは、パッケージにある「栄養成分表示」を見て、食塩相当量がどのくらい含まれているか確認しましょう。

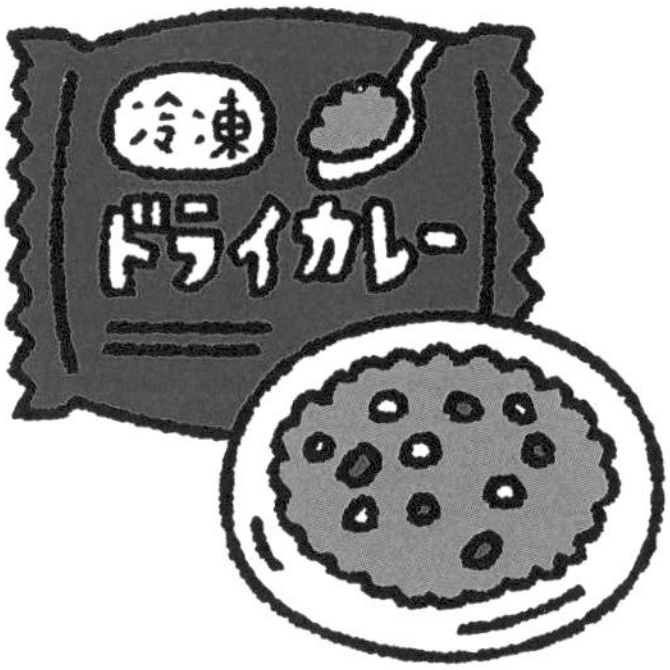

栄養成分表示 1食分（220g）当たり	
エネルギー	480kcal
たんぱく質	13.9g
脂質	17.2g
炭水化物	67.3g
食塩相当量	**2.9g**

ここをチェック!

■調味料大さじ1の食塩相当量

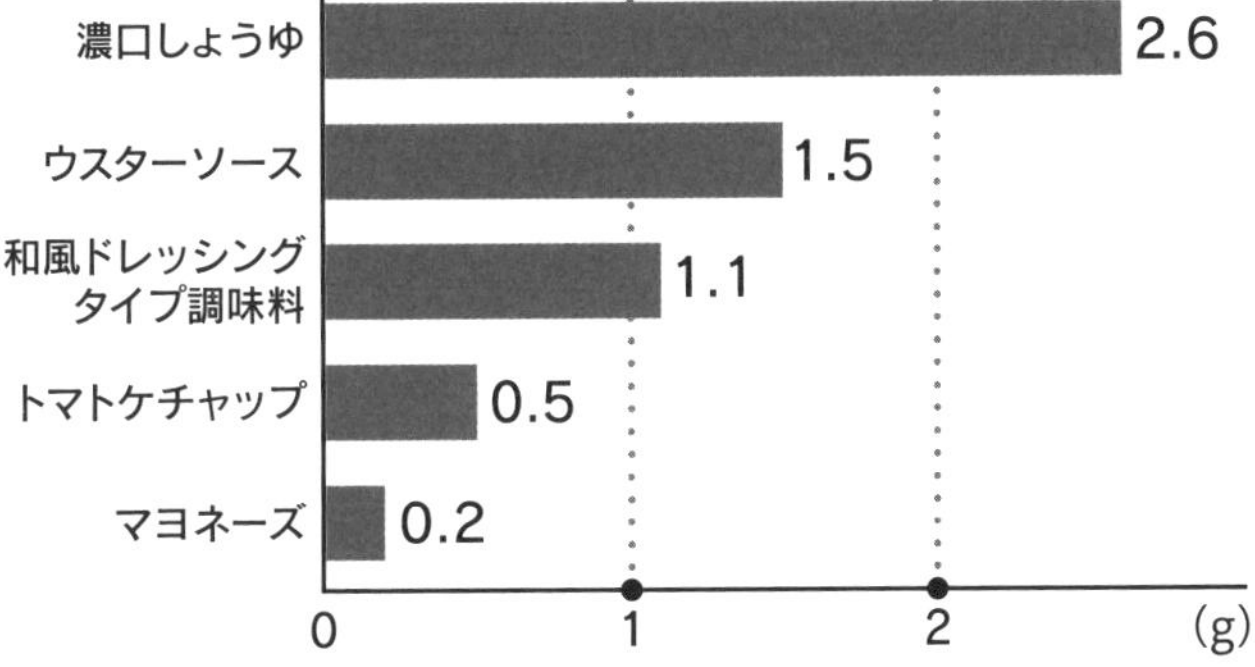

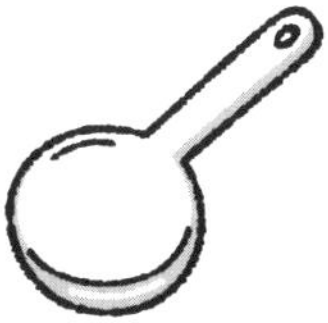

「日本食品標準成分表2020年版（八訂）」より換算、作成

Q 乳製品が苦手です。カルシウムは何からとればいい？

A カルシウムは、大豆製品や青菜、骨ごと食べられる小魚などにも豊富に含まれています

乳製品以外の食品のなかでカルシウムの含有量が多く、しかも体内での吸収率が高いのは大豆製品です。とくに納豆は、骨形成を促すビタミンKを豊富に含みます。そのほか、モロヘイヤ、小松菜などの青菜、わかさぎやいわしなどの小魚、海藻なども、カルシウムのよい供給源です。小魚は、酢で煮るとカルシウムが溶けてやわらかくなり、骨ごと食べられます。

また、スキムミルクやごまもカルシウムを多く含む食品です。ごまは吸収をよくするためにすって、ふりかけやごまあえにしたり、スキムミルクはシチューなどの料理に加えたりして、使う回数を多くしましょう。少量でも料理に使うことで、着実にカルシウムの摂取量を増やすことができます。

カルシウムがとれているのかどうか、簡単に調べる方法はありますか

「カルシウム自己チェック表」で確認してみましょう

自分が日常的に、どのくらいカルシウムを摂取しているかを推量する方法として、「カルシウム自己チェック表」があります（左ページ参照）。1〜10までの質問に答えて、各項目に○をつけて点数を合計してみましょう。合計点数が20点以上になることを目指しましょう。

■カルシウム自己チェック表

		0点	0.5点	1点	2点	4点	点数
1	牛乳を毎日どのくらい飲みますか？	ほとんど飲まない	月1～2回	週1～2回	週3～4回	ほとんど毎日	
2	ヨーグルトをよく食べますか？	ほとんど食べない	週1～2回	週3～4回	ほとんど毎日	ほとんど毎日2個	
3	チーズ等の乳製品やスキムミルクをよく食べますか？	ほとんど食べない	週1～2回	週3～4回	ほとんど毎日	2種類以上毎日	
4	大豆、納豆など豆類をよく食べますか？	ほとんど食べない	週1～2回	週3～4回	ほとんど毎日	2種類以上毎日	
5	豆腐、がんも、厚揚げなど大豆製品をよく食べますか？	ほとんど食べない	週1～2回	週3～4回	ほとんど毎日	2種類以上毎日	
6	ほうれん草、小松菜、チンゲン菜などの青菜をよく食べますか？	ほとんど食べない	週1～2回	週3～4回	ほとんど毎日	2種類以上毎日	
7	海藻類をよく食べますか？	ほとんど食べない	週1～2回	週3～4回	ほとんど毎日	–	
8	シシャモ、丸干しいわしなど骨ごと食べられる魚を食べますか？	ほとんど食べない	月1～2回	週1～2回	週3～4回	ほとんど毎日	
9	しらす干し、干しえびなど小魚類を食べますか？	ほとんど食べない	週1～2回	週3～4回	ほとんど毎日	2種類以上毎日	
10	朝食、昼食、夕食と1日に3食を食べますか？	–	1日1～2食	–	欠食が多い	きちんと3食	

合計点数	判定	コメント
20点以上	良い	1日に必要な800mg以上とれています。このままバランスのとれた食事を続けましょう。
16～19点	少し足りない	1日に必要な800mgに少し足りません。20点以上になるよう、もう少しカルシウムをとりましょう。
11～15点	足りない	1日に600mgしかとれていません。このままでは骨がもろくなっていきます。あと5～10点増やして20点以上になるよう、毎日の食事を工夫しましょう。
8～10点	かなり足りない	必要な量の半分以下しかとれていません。カルシウムの多い食品を今の2倍以上とるようにしましょう。
0～7点	まったく足りない	カルシウムがほとんどとれていません。このままでは骨が折れやすくなってとても危険です。食事をきちんと見直しましょう。

出典：日本骨粗鬆症学会「骨粗鬆症の予防と治療ガイドライン2015年版」

Q 効率よく鉄をとるにはどうしたらいい？

A 肉や魚以外は、ビタミンCや動物性たんぱく質を組み合わせましょう

食品中に含まれる鉄には、主に動物性食品に多く含まれるヘム鉄と、主に植物性食品に多く含まれる非ヘム鉄の2種類があります。

ヘム鉄は、そのままの形で吸収され、細胞内で二価鉄（Fe^{2+}）という鉄イオンと、ポルフィリンという分子に分解されます。一方、非ヘム鉄の多くは三価鉄（Fe^{3+}）という鉄イオンの形になっているため、そのままでは吸収されず、胃酸や酵素の働きによって三価鉄から二価鉄に形を変えてから吸収されます。

体内の吸収率は、最近の研究ではヘム鉄が50％、非ヘム鉄が15％と報告されており、ヘム鉄のほうが優れています。非ヘム鉄はビタミンCを多く含む食品（緑黄色野菜や果物など）と一緒にとると鉄の吸収率を高めることができます。また、酢に含まれる酢酸や柑橘類に含まれるクエン酸などと一緒にとると、胃酸の分泌を促し、吸収されやすくなります。さらに、肉や魚、卵など良質なたんぱく質*も非ヘム鉄の吸収をよくします。

一方、緑茶や紅茶、コーヒーなどに多く含まれているタンニンは、鉄の吸収を妨げる成分です。そのほかに、ほうれん草やたけのこのアクの成分であるシュウ酸、豆類に多いフィチン酸、加工食品に多く含まれるリン酸、食物繊維などが、鉄の吸収を阻害することが知られています。ただし、日常的に食べる範囲内なら問題ないでしょう。

＊良質なたんぱく質：たんぱく質のなかでも必須アミノ酸をバランスよく含むもの。

ヘム鉄を多く含む食品

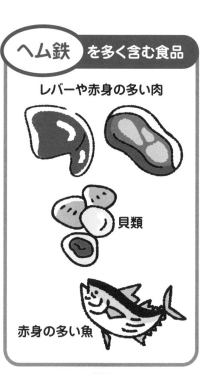

↓

鉄の体内の吸収率が高い

非ヘム鉄を多く含む食品

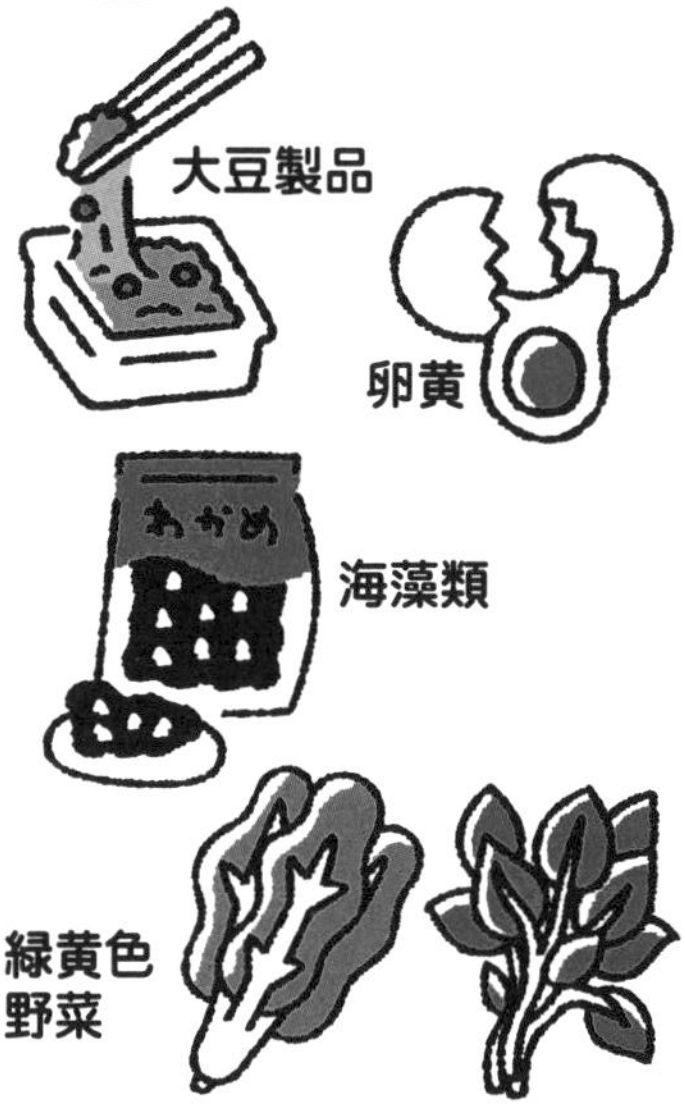

↓

鉄の体内の吸収率が低く
ビタミンCを含む
食品をとって吸収率up

Memo

女性に多い「かくれ貧血」

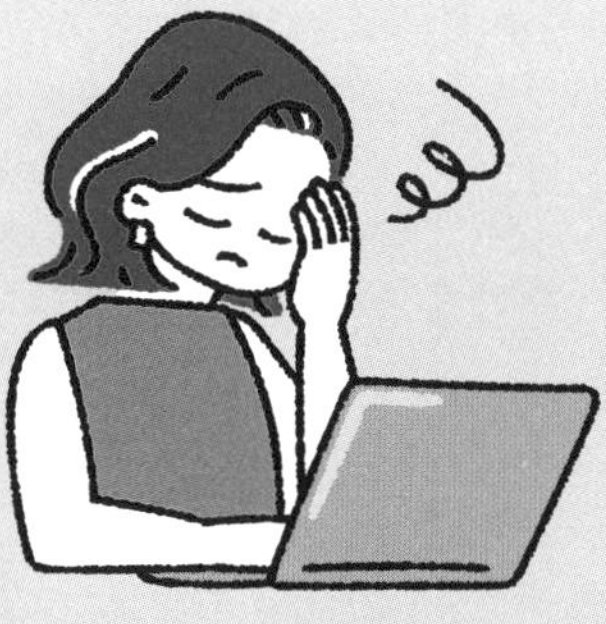

かくれ貧血は、「潜在性鉄欠乏性貧血」といい、貧血の予備軍の状態です。私たちの体には、ヘモグロビンの合成に使われている鉄とは別に、「貯蔵鉄」という予備の鉄が存在しています。ヘモグロビン値は正常範囲内でも、貯蔵鉄が減っていると何となくだるい、疲れやすくなったなど貧血と似た症状が現れることがあります。潜在性鉄欠乏性貧血かどうかは、血液中の「血清鉄」や「フェリチン」という数値を測定します。月経のある女性はかくれ貧血になりやすいので注意しましょう。

Q 色の濃い野菜ほどビタミンが豊富なのですか？

A 色の濃い野菜は、それだけビタミンも多く含んでいます

野菜の色が濃いということは、その色を含む色素成分を多く含んでいるということです。色の濃い野菜ほど、ビタミンなどの栄養価が高いと考えてよいでしょう。

とくに、ほうれん草、小松菜、春菊などの緑色の野菜は色が濃いほど葉緑体（48ページ参照）が多く、β-カロテンやビタミンCなどの含有量も多くなります。

色の濃い野菜は、見た目もカラフルで食欲をそそります。主菜の肉や魚と一緒に調理したり、つけ合わせにしたり、いろいろ活用しましょう。

Q 緑や赤など色の濃い野菜は、すべて緑黄色野菜なのですか？

A カロテンの含有量を基準にしています

たとえば、なすは、色が濃い野菜ですが淡色野菜です。切ると中が白いものは、淡色野菜と覚えておくとよいでしょう。ただし、見た目が緑や赤、オレンジなどの色の濃い野菜の多くは緑黄色野菜です。緑黄色野菜は、生の状態で、原則として可食部100g当たりのカロテン含有量が600μg以上のものとされています。

健康づくりのために、野菜（緑黄色野菜と単色野菜）は1日に350g以上とるのがよいとされています。そのうち緑黄色野菜は、120g以上が望ましいと考えられています。

主な緑黄色野菜

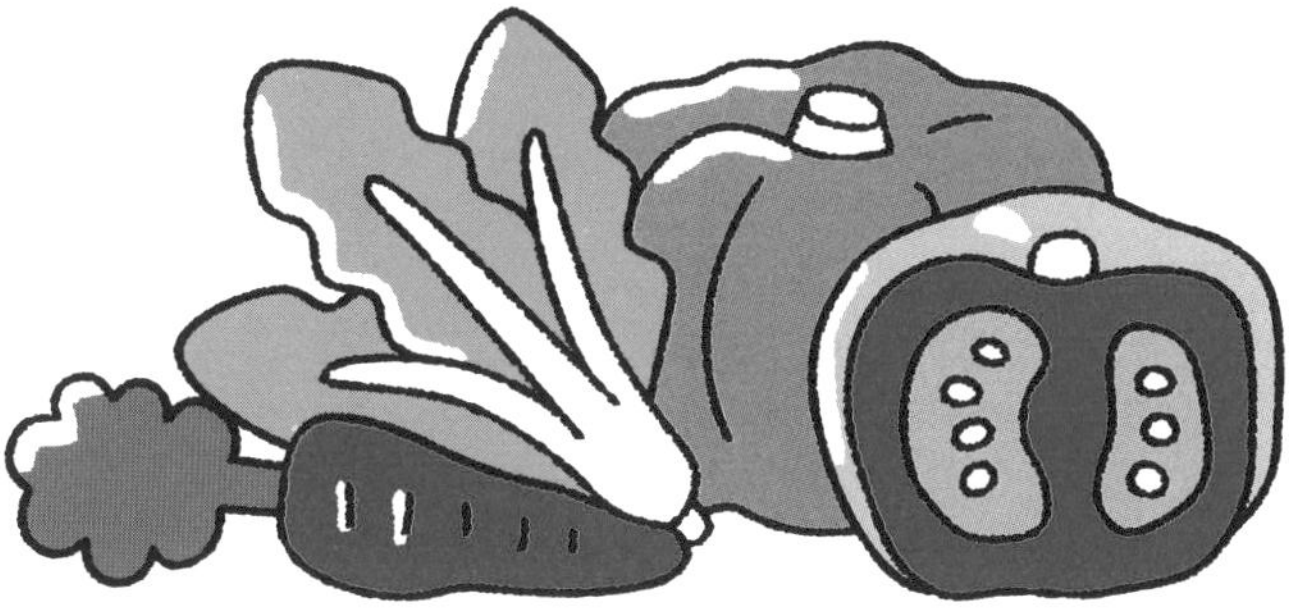

オクラ	菜の花	ミニトマト
かぼちゃ	にら	根みつば
小松菜	にんじん	芽キャベツ
しそ（葉・実）	ブロッコリー	モロヘイヤ
春菊	ほうれん草	レタス（水耕栽培）
チンゲン菜	みずな	わけぎ

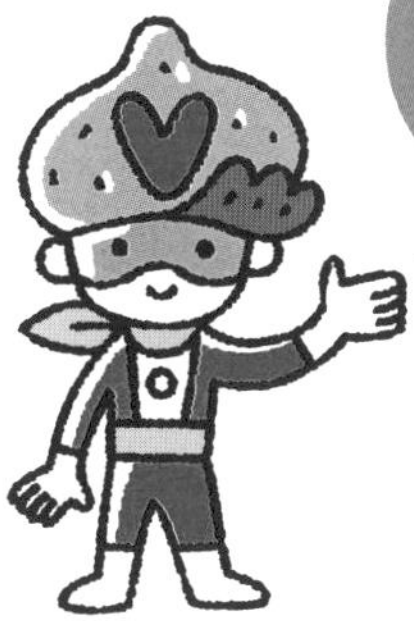

次の野菜は、カロテンの量が600μg未満ですが、摂取量や食べる回数が多いので、緑黄色野菜とされています

アスパラガス　ししとう

さやいんげん　トマト

さやえんどう　青ピーマン

Q 野菜のビタミン・ミネラルを残す調理法は？

A 蒸し料理や電子レンジで加熱すると、栄養素の損失を防げます

野菜をゆでると、水溶性のビタミンB群やビタミンC、カリウムなどがゆで汁に溶け出します。たとえば、ほうれん草をゆでた場合、ビタミンCの量は38％まで減り、カリウムは半分に減ってしまいます（215ページ表参照）。

これらの栄養素を多く残すには、ゆでる時間を短くすることと、ゆでたあと水にさらす時間を短くすることが重要です。野菜をゆでる主な目的は、やわらかくすることとアクを抜くことですが、アクの少ない野菜（小松菜、ブロッコリー、菜の花、春菊など）であれば、ゆでずに少量の水で蒸し煮にするか、電子レンジで加熱するとよいでしょう。ゆでたあとは冷水で冷まさず、ざるなどに広げて冷ますと栄養素の損失を防げます。

また、野菜を煮る場合にビタミンやミネラルを多く残すには、煮汁も含めてすべて食べられる汁物にしたり、少ない煮汁で煮て最後にとろみをつけたりする方法があります。

ただし、汁ごと・煮汁ごと摂取すると、食塩などの調味料も同時にとることになるので、味つけに注意しましょう。

野菜は生で食べたほうがビタミンやミネラルの損失を防ぐことができますが、加熱するとかさが減って量を多く食べられます。加熱することで栄養素が損失しても、多く食べれば結果的に摂取できる栄養素は多くなります。

■野菜をゆでたときのビタミンCとカリウムの残存率（%）

野菜	ビタミンC	カリウム
ブロッコリー	44	50
キャベツ	37	41
にんじん	58	77
なす	25	82
モロヘイヤ	25	45
ほうれん草	38	50
大根（根）	70	79
白菜	38	52
じゃがいも	62	80
里いも	79	83

「日本食品標準成分表2020年版（八訂）」より換算、作成

いも類はほかの野菜に比べると、ゆでたときの栄養素の残存率が高いです

Q 冷蔵しないほうが、ビタミンなどの栄養素の損失を防げる野菜があるの？

A なす、トマト、かぼちゃなどは日差しを避けて常温で保存しましょう

野菜は収穫後から時間がたつにつれて、ビタミンCなどが損失します。野菜の保存温度を低く保つと栄養素の損失が少なくなりますが、中には低温に弱い野菜もあります。なす、きゅうり、トマト、オクラ、かぼちゃ、ピーマンや、さつまいも、里いもなどは、低温障害*を起こしやすい野菜です。夏場以外は冷蔵庫に入れず、新聞紙やラップなどに包んで冷暗所で保存したほうが、鮮度や栄養価を保てます。

　また、トマトの場合、かたさが残るものは常温で保存しますが、完熟したものを常温で置いておくと、ビタミンCなどの含有量が低下してしまうので、冷蔵庫の野菜室に入れるとよいでしょう。

*低温障害：黒ずみなどができて劣化すること。

Q リンが加工食品に使用されているのを知るには？

A パッケージなどの食品添加物の表示を確認しましょう

リンは過剰にとるとカルシウムの吸収を妨げるため、加工食品などに多く含まれているリンのとりすぎに注意しましょう。リンが使用されているかどうかは、原材料と並んで併記されています。「リン酸塩」「ピロリン酸」「ポリリン酸」「メタリン酸」などが、リンを含む食品添加物です。

また、パンに「イーストフード」という表示がある場合は、発酵を助けるための複数の食品添加物のなかに、リンが使用されている場合があります。さらに、市販のおにぎり、弁当などの品質を維持するための「pH調整剤」としてリンが含まれていたり、即席めんなどのインスタント食品や清涼飲料水にもリンが添加されていたりします。

Q 市販の野菜ジュースは、野菜の代わりにはなりませんか？

A 食事からの野菜と、同じ栄養素が摂取できるとは限りません

野菜ジュースには、野菜由来の栄養素等が含まれていますが、だからといって野菜の代わりになるとはいえません。

市販の野菜ジュースには、「1本で1日分の野菜」などと書いてあるものが多くあります。ところが、原料として1日の野菜摂取量の目標である350g分の野菜を使っていても、加工の過程で栄養素の一部が失われてしまうことがあります。野菜350gを食事からとった場合と、同じ栄養素の量が摂取できるとは限りません。

また、使っている野菜の種類は多くても、甘味のある野菜が多く使われていたり、使われている量に偏りがあったりするケースもあります。

Q ミネラルウォーターには、どんなミネラルが入っているの？

A ナトリウムやカリウムなどのほか、鉄や銅を含むものもあります

市販されている多くのミネラルウォーターには、ナトリウム、カリウム、カルシウム、マグネシウムが含まれています。さらに、鉄や銅、亜鉛などを含むものもあります。製品によってミネラルの含有量が異なり、水の味も変わります。

また、カルシウムやマグネシウムの含有量を表したものを「硬度」といい、硬度が高いものは「硬水」、低いものは「軟水」とされています。輸入品は硬水が多く、日本製の多くは軟水です。

ちなみに、ミネラルは水道水にも含まれています。

Q 栄養ドリンクやビタミン剤を飲むと、尿が黄色くなるのはなぜ？

A 余分なビタミンB_2が尿中に排泄されたためです。

尿が黄色くなる原因は、栄養ドリンクやビタミン剤にビタミンB_2が含まれているからです。ビタミンB_2は水溶性ビタミンなので、過剰にとると余分な量が尿から排出されます。

なお、ビタミンB_2の1回の吸収最大量は約27㎎と報告されています。栄養ドリンクやサプリメントで一度に多量に摂取しても効果は期待できません。逆に過剰摂取により弊害が起こることがあります。

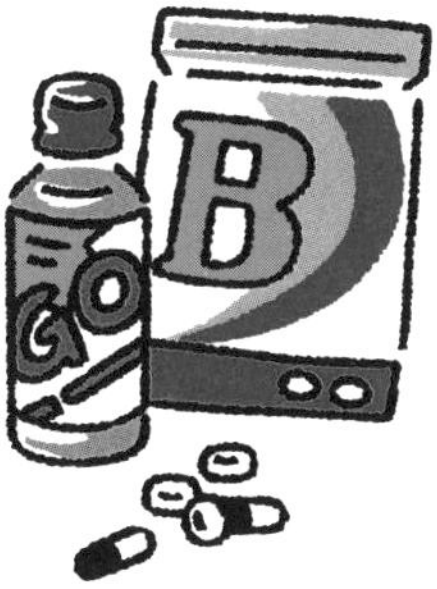

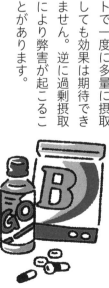

Q サプリメントなどを利用するときに注意することは？

A 摂取目安量を守り、利用状況を記録しておくとよいでしょう

一般的にサプリメントとは、特定の成分が濃縮された錠剤やカプセル形態の製品です。医薬品と違い、「1日3錠、食後に服用」というような用法用量が記載されていません。しかし、通常は「1日3錠を目安に飲みましょう」などの摂取目安量が記載されているので、その量を守ることが重要です。自己判断で量を増やしたり、医薬品と併用したりすることで健康を損なうことがあります。

また「お薬手帳」のように、サプリメントの利用状況を記録しておくと、飲みすぎを防ぎ、効果があったかどうかを自分自身で把握することができます（左ページ参照）。

Q サプリメントを飲むタイミングはいつがいい？

A 食後を基本とし、水溶性ビタミンは回数を分けましょう

ビタミン・ミネラルなどのサプリメントを摂取する目的は、食事で足りない栄養素を補うことですから、食後がよいでしょう。食事で摂取したさまざまな栄養素の働きも加わって、速やかに吸収されます。

とくに脂溶性ビタミン（ビタミンA・D・E・K）は、食事でとった脂質に溶け込んで吸収されやすくなります。

一方、水溶性ビタミン（ビタミンB群・C）は、体内で使われなかった分が数時間後に尿中に排泄されます。1回で多く飲むよりも、2～3回に分けたほうがよいでしょう。

サプリメント手帳（例）

				日付（曜日）						
	製品名	目安の摂取量		／（　）	／（　）	／（　）	／（　）	／（　）	／（　）	／（　）
摂取したサプリメントとその量			朝							
			昼							
			夕							
			朝							
			昼							
			夕							
			朝							
			昼							
			夕							
			朝							
			昼							
			夕							
体調	調子が良い									
	変わらない									
	調子が悪い									
気づいたこと（メモ）										

出典：消費者庁HPをもとに一部修正

Memo

20代女性の7割が「ビタミンの補充」

令和元年の「国民健康・栄養調査」で、サプリメントなどの健康食品を摂取している目的について尋ねたところ、「ビタミンの補充」と回答した人は、男性は30・2%、女性は32・3%でした。とくに20代の女性では、約7割を占めています。男性では30代が最も多く、約半数が「ビタミンの補充」と回答していました。

問：健康食品を利用する目的は何ですか（20代女性の回答）

	(%)
健康の保持・増進	38.5
たんぱく質の補充	16.9
ビタミンの補充	69.2
ミネラルの補充	15.4
そのほか	12.3

＊複数回答のため、内訳合計が100%にならない

Q

認知症に有効なビタミンやミネラルはありますか？

A

有効性について十分な検討が行われていないものが多い

認知症は、生活習慣病と強い関連があることが指摘されるようになりました。現在、認知症と栄養素との関係について、さまざまな研究が進められています。

たとえば、認知症患者は血液中のホモシステインという物質の濃度が高いとされています。ホモシステインは蓄積すると、動脈硬化の要因になることがわかっています（75ページ参照）。ビタミンB6、ビタミンB12、葉酸は、ホモシステインの代謝を促し、動脈硬化の予防に働きます。そのため、認知症の予防効果も期待されています。

また、血液中のビタミンDの濃度が高いほうが、認知症の発症リスクが低くなるという報告があります。このほか、抗酸化作用のあるビタミンE、ビタミンCと認知症との関連を検討した研究も数多く行われています。

しかし、これらの研究は、いずれも十分な有効性は示されていません。特定の食品や特定の成分を強化した食品に偏らず、バランスのよい食事をとることが望まれます。

Q

ビタミンEやビタミンCは、皮膚につけるとよいというのは本当？

A

活性酸素を抑制する効果が期待されています

肌は常に紫外線の刺激にさらされています。そのため皮膚の細胞内で活性酸素がつくられると、細胞の脂質やたんぱく質、DNA（デオキシリボ核酸）などが酸化され、皮膚がダメージを受けることがわかっています。ビタミンEやビタミンC

は抗酸化作用があるため、活性酸素による細胞障害を抑えられるのではないかと、期待されています。

最近では、ビタミンCを配合した美容液なども市販されています。

Q 野菜や果物での顔パックは効果がある？

A 効果はなく、皮膚に炎症を起こす恐れがあります

顔に直接、野菜や果物を薄くカットしてのせると、美容効果よりも、アレルギー反応を引き起こしたり、逆に肌にダメージを与えることがあるので危険です。野菜や果物には、光に対して毒性を出す物質が含まれているものがあり、外に出たときに皮膚の炎症や色素沈着を引き起こす恐れがあるのでやめましょう。

Q 更年期の女性が摂取したほうがいいビタミンやミネラルは？

A 骨粗鬆症を予防するカルシウムやビタミンDを積極的にとりましょう

更年期以降の女性がとくに注意したい病気に骨粗鬆症があります。女性ホルモンのエストロゲンは、骨からのカルシウムの溶出を抑えて骨量を維持する働きがありますが、閉経後はエストロゲンの分泌量が低下し、骨粗鬆症になりやすくなるからです。カルシウムやビタミンDの摂取を心がけましょう（188ページ参照）。また、適正体重を保ち、適度な運動も大切です。

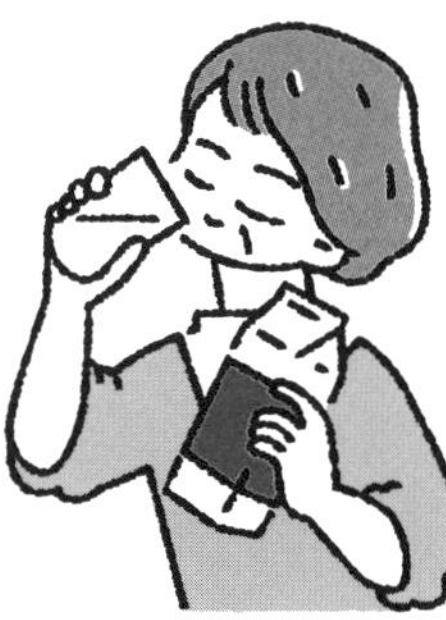

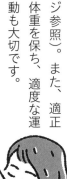

Q 家の中に入る日差しでもビタミンDはつくられる？

A 窓ガラスごしに日差しを浴びても、ビタミンDはあまりつくられません

皮膚でつくられるビタミンDは、「UV－B」という短い波長の紫外線によるものです。そのため、窓ガラスごしに日差しを浴びても、あまり効果は期待できません。

紫外線の作用によってビタミンDがつくられる時間は、季節によって異なり、夏の場合は木陰で約30分、冬の場合は手や顔に約1時間浴びるだけで十分と考えられています。1日中、家の中にいるような人は、食事からビタミンDを不足しないようにとる必要があります。

なお、過度に紫外線を浴びると、皮膚トラブルの原因になることがあるので注意しましょう。

Q 精白米から玄米にすると、ビタミンやミネラルは多くとれる？

A 玄米は精白米に比べて、ビタミンB_1やカリウムなどを多く含みます

玄米は、精白米に比べてビタミンB_1やカリウム、食物繊維が豊富。ごはんを玄米にするだけで、ビタミンやミネラルが多くとれます。ただし、玄米は消化吸収率が低いので、よくかんで食べましょう。

Q 野菜をぬか漬けにすると、ビタミンやミネラルは多くとれる？

A きゅうりなら、ビタミンB_1が8倍になります

野菜をぬか漬けにすると、ぬかの栄養素が野菜に浸み込みます。たとえばきゅうりの場合、ビタミンB_1は約8倍、カリウムは約3倍、ビタミンCは約1・5倍になります。ただし、ぬか漬けにすると食塩相当量も増えるため、とりすぎに注意しましょう。

Q 旬の野菜は、栄養価が高いって本当？

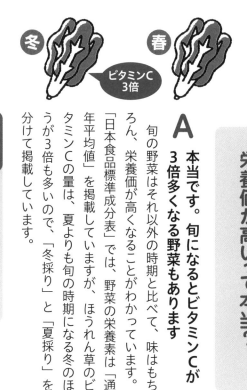

A 本当です。旬になるとビタミンCが3倍多くなる野菜もあります

旬の野菜はそれ以外の時期と比べて、味はもちろん、栄養価が高くなることがわかっています。野菜の栄養素は「日本食品標準成分表」では、「通年平均値」を掲載していますが、ほうれん草のビタミンCの量は、夏よりも旬の時期になる冬のほうが3倍も多いので、「冬採り」と「夏採り」を分けて掲載しています。

Memo

カルシウムと鉄の両方をとるためには、青魚、小魚、乾物などを利用するのがおすすめ

鉄を多く含む小松菜などの青菜とカルシウムの多い小魚、チーズなどを組み合わせたり、鉄やカルシウムの多い乾物を利用したりするとよいでしょう。

鉄・カルシウムがとれる副菜の例

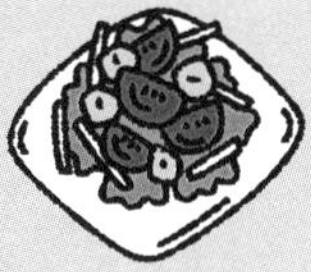
水菜・トマト・チーズのサラダ

モロヘイヤとしらす干しのおひたし

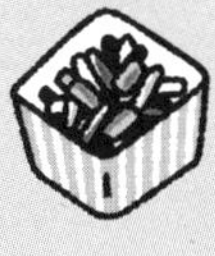
切り干し大根とひじきの煮物

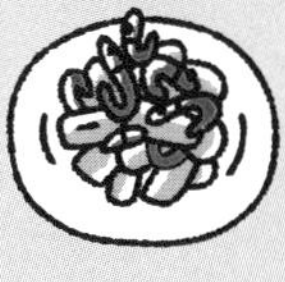
小松菜と桜えびの炒め物

付録

ライフステージ別・栄養と食事

ライフステージごとの栄養素等の摂取のポイントについて、ビタミン・ミネラルを中心にまとめました

妊娠期・授乳期

葉酸の必要量が増える

母体の栄養状態は健康の維持だけでなく、胎児の発育や分娩、授乳も含めて大切です。ビタミン・ミネラルの付加量（32ページ参照）や目安量を確認しましょう。

たとえば、**葉酸は胎児の神経管閉鎖障害のリスクを減少**させることから（86ページ参照）、付加量の分はサプリメントや食品中に強化される葉酸（プテロイルモノグルタミン酸）として、1日当たり400㎍の摂取が推奨されています。ただし、耐容上限量を超えないように気をつけましょう。

ビタミンA・鉄・カルシウムも必要

妊娠中は、**胎児の発育のためにビタミンAも重要**です。とくに妊娠後期は、胎児に貯蓄されるため、付加量が増えます。

また、**胎児への鉄の供給や循環血液量の増加などにより、貧血になりやすくなります。**とくに妊娠後期は胎児が成長し、必要とする栄養量が増えるので注意しましょう。

カルシウムは妊娠期・授乳期で付加量はありませんが、日本人は不足しがちなのでこの時期も積極的にとりましょう。

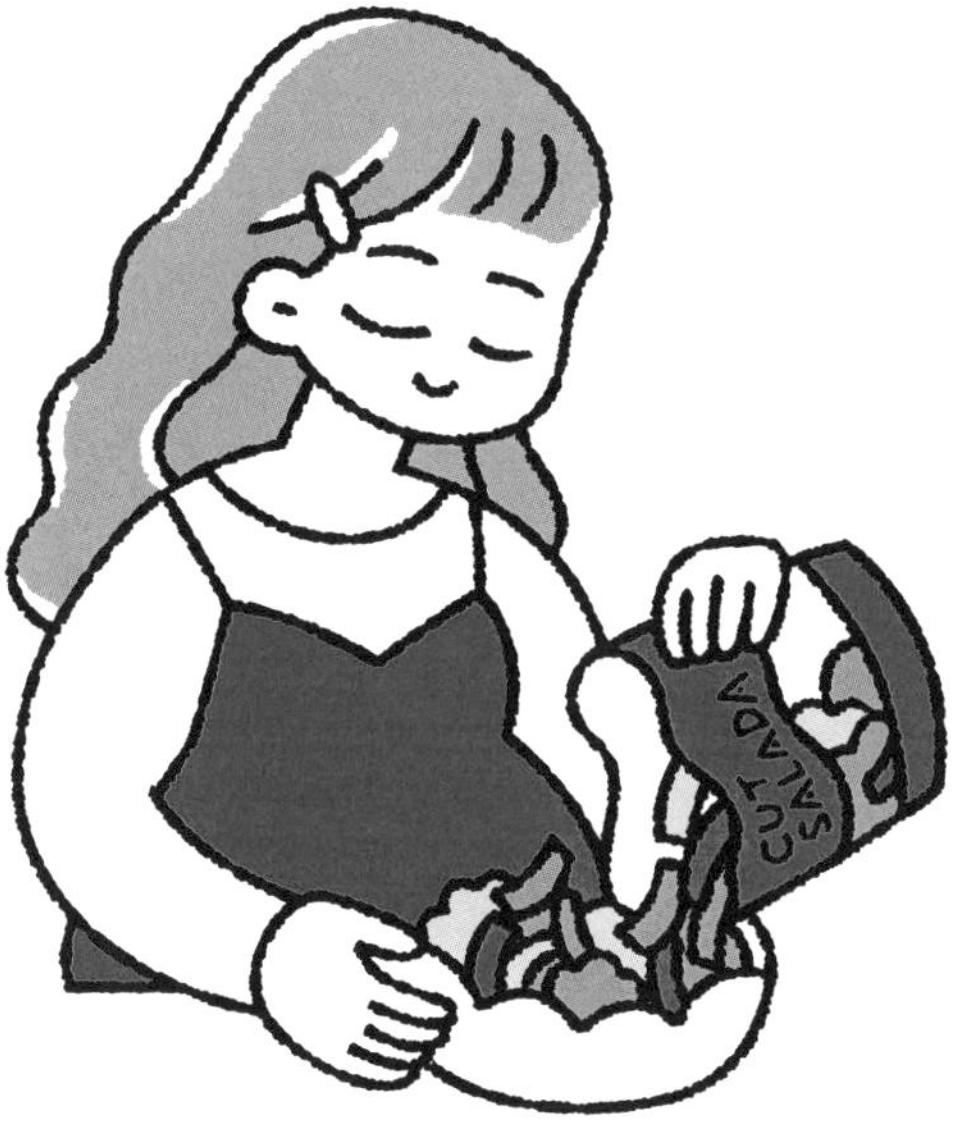

カット野菜などを上手に利用

妊娠中は体調がよくない日もあります。そんなときは、市販のカット野菜や冷凍野菜を利用し、短時間で料理をつくりましょう。なお、カット野菜は早めに使いきりましょう。

妊婦が注意したい魚介類

魚は、たんぱく質やビタミンDなどの大切な供給源です。ところが、魚介類には含有する水銀の濃度が高いものがあり、注意が必要です。妊婦が魚から水銀を過剰に摂取してしまうと、新生児の中枢神経に影響を与え、生まれてから音を聴いた場合の反応が1000分の1秒以下のレベルで遅れる可能性があるといわれています。表にあげた魚介類を食べるときは、摂取量に気をつけましょう。

出典：厚生労働省HP
「これからママになるあなたへ」

妊婦が注意すべき魚介類の種類と摂食量の目安

摂食量の目安	魚介類
2カ月に1回まで	バンドウイルカ
2週間に1回まで	コビレゴンドウ
週に1回まで	キンメダイ、メカジキ、クロマグロ、メバチマグロ、エッチュウバイガイ、ツチクジラ、マッコウクジラ
週に2回まで	キダイ、マカジキ、ユメカサゴ、ミナミマグロ、ヨシキリザメ、イシイルカ、クロムツ

＊1回の摂取量を80g程度と仮定したもの。
出典：「妊婦への魚介類の摂食と水銀に関する注意事項」（平成22年6月1日改訂）をもとに作成

乳児期（0カ月～1歳未満）・幼児期（1～5歳）

母乳・人工乳のそれぞれのメリット

乳児期は、心身ともにめざましく発育する時期です。**母乳は乳児に最適な成分組成**で、消化吸収されやすく、感染症の発症を防ぐ作用がある免疫グロブリンなどを含んでいます。ただし、母乳はビタミンKの含有量が低いので新生児や乳児にはビタミンK$_2$製剤（ビタミンK$_2$シロップ）の経口投与が推奨されています（51ページ参照）。

一方、人工乳（乳児用調製粉乳）は、免疫グロブリンなどは含まれていないものの、**栄養成分が母乳に近づくように改良が進み**、乳糖やビタミンD、ビタミンKのほか、亜鉛や銅などが添加されています。粉末だけでなく、調乳の手間がない乳児用調製液状乳（乳児用液体ミルク）もあります。

幼児期は乳製品・果物などを間食に

生後5～6カ月ごろになると、母乳や人工乳では必要な栄養が不足してくるため離乳食を始めます。離乳食の進め方については、厚生労働省が策定した「授乳・離乳の支援ガイド」*を参考にしましょう。離乳食はつぶしたおかゆから始め、バランスのとれた栄養を確保するために、食品の種類を徐々に増やしていきます。

幼児期は、1回で食べられる量が少ないため間食で補います。1～2歳代は1日2回、3～5歳代は1日1回が目安です。**間食は食事の一部としてとらえ**、甘いお菓子などよりも、乳製品や野菜類、果物などでエネルギーやビタミン・ミネラルを補いましょう。

＊授乳・離乳の支援ガイド（2019年改定版）
https://www.mhlw.go.jp/stf/newpage_04250.html

レバーペーストなどで鉄を補給

乳児期の後半（離乳期）に貧血がよくみられるので、鉄の多い食品をとり入れるとよいでしょう。たとえば、レバーペーストは鉄を多く含むので、手づかみ食べができるようになったら、サンドイッチなどに利用するとよいでしょう。

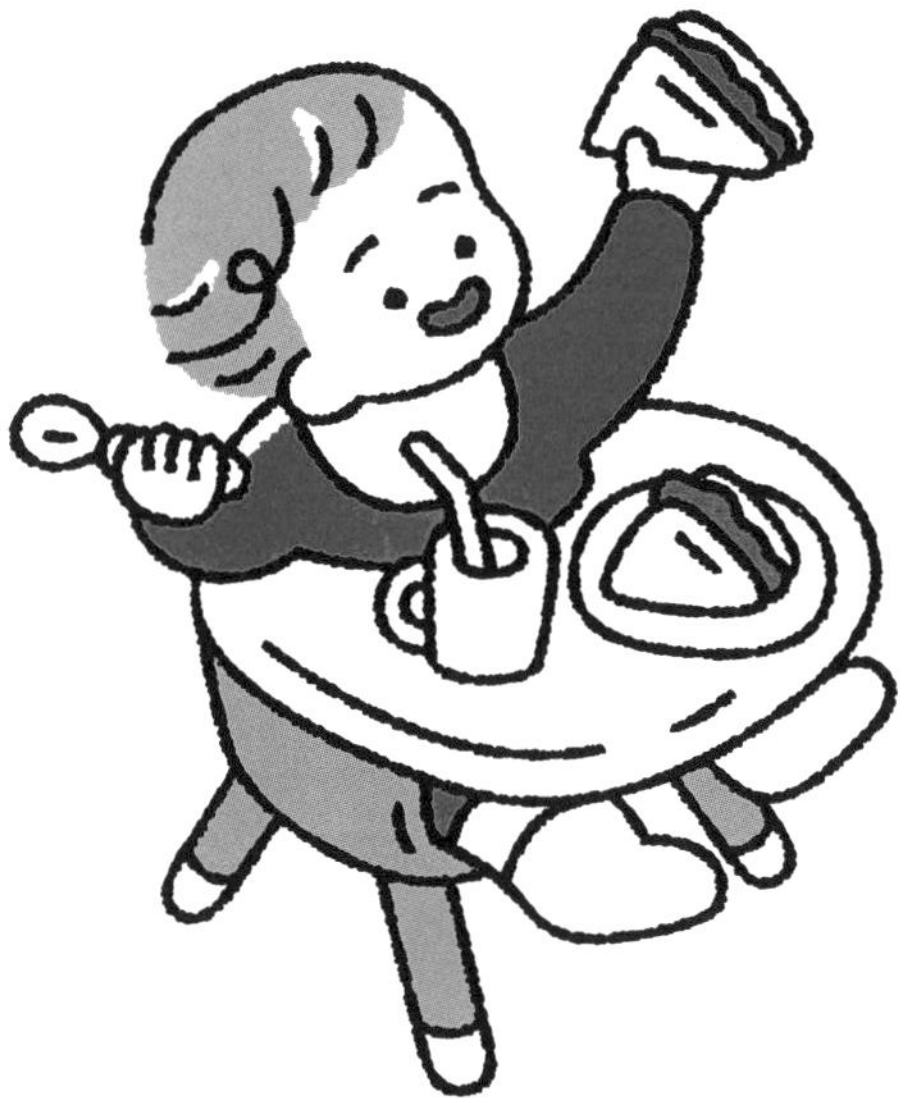

幼児と成人の必要な栄養素の量は

幼児と成人の必要な栄養素を比べてみました。幼児は成人に比べて体重が4分の1ぐらいですが、エネルギーは1300kcalと成人の約半分も必要になります。幼児は発育が著しく、運動量も増えるので、体重当たりに必要なエネルギーや栄養素の量は、成人に比べてかなり多くなります。1日3回の食事と間食で必要なエネルギーと栄養素を満たすようにしましょう。

幼児と成人の必要栄養量の比較

体格・栄養素	幼児（男児・3～5歳）	成人（男性・39～49歳）
身長（cm）	103.6	171.0
体重（kg）	16.5	68.1
推定エネルギー必要量（kcal）	1,300	2,700
たんぱく質（g）	25	65
ビタミンD（mg）	3.5	8.5
ビタミンC（mg）	50	100
カルシウム（mg）	600	750
鉄（mg）	5.5	7.5

＊身長、体重は参照体位（日本人の平均的な体位）、推定エネルギー必要量は身体活動レベルII、たんぱく質、ビタミンC、カルシウム、鉄は推奨量。ビタミンDは目安量。
出典：「日本人の食事摂取基準（2020年版）」

学童期（6～11歳）・思春期（12～19歳）

間食は適切な量と質にしよう

学童期は身体的な成長が著しく、活動量も増加します。各栄養素の必要量が成人に近くなりますが、栄養バランスが偏らないように注意しましょう。また、食生活の基礎ができる時期でもあるので、**規則正しい時間に食事をして生活リズムをつくる**ことが大切です。

また、間食のとりすぎは、肥満を招く要因になります。たとえば、スナック菓子やファストフードなどは、食塩や糖分、脂質が多い傾向があります。これらを日常的にとると、肥満につながる心配があるので、量や回数を調節して与えましょう。適切な時間に、適切な量・質の間食を心がけましょう。

カルシウムと鉄を積極的にとろう

思春期は、必要エネルギー量が最も多い時期です。自分の好みで食事を選ぶ機会が増える時期なので、偏食にならないように注意します。

12～14歳は、骨量が増えてカルシウムの蓄積量が増加します。**カルシウムの推奨量はほかの年代に比べて最も多くなり**、12～14歳の1日の推奨量は、男性1000mg、女性800mgです。カルシウムの腸管での吸収を促すビタミンDも不足しないようにとりましょう。

また、思春期の女性は、月経の開始や急激な発育による血液循環量の増加によって、鉄が不足して造血が追いつかなくなる場合があります。鉄欠乏性貧血に注意しましょう。

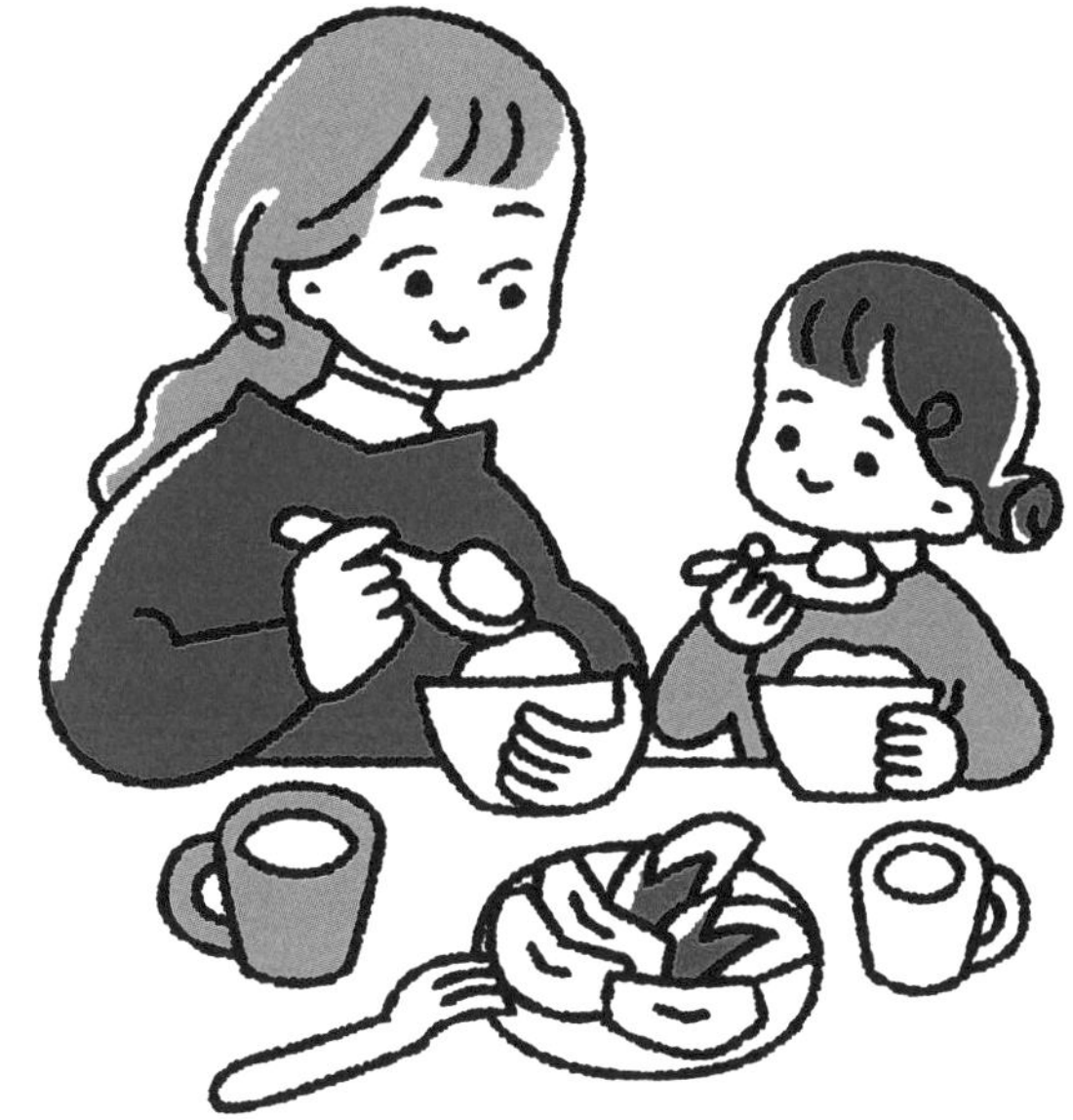

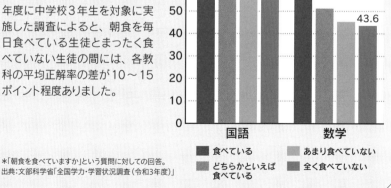

乳製品でカルシウムをとろう

そのまま食べたり飲んだりできる牛乳やヨーグルト、チーズは、手軽なカルシウムの供給源です。とくに給食のない日は、牛乳を飲む機会が減るため、家庭での食事や間食にとり入れてみましょう。

朝食の摂取と学力調査との関連

朝食をとることで必要なエネルギーや栄養素をとることができ、体温が上がり、脳も活性化されて体も動くようになります。文部科学省が令和3年度に中学校3年生を対象に実施した調査によると、朝食を毎日食べている生徒とまったく食べていない生徒の間には、各教科の平均正解率の差が10～15ポイント程度ありました。

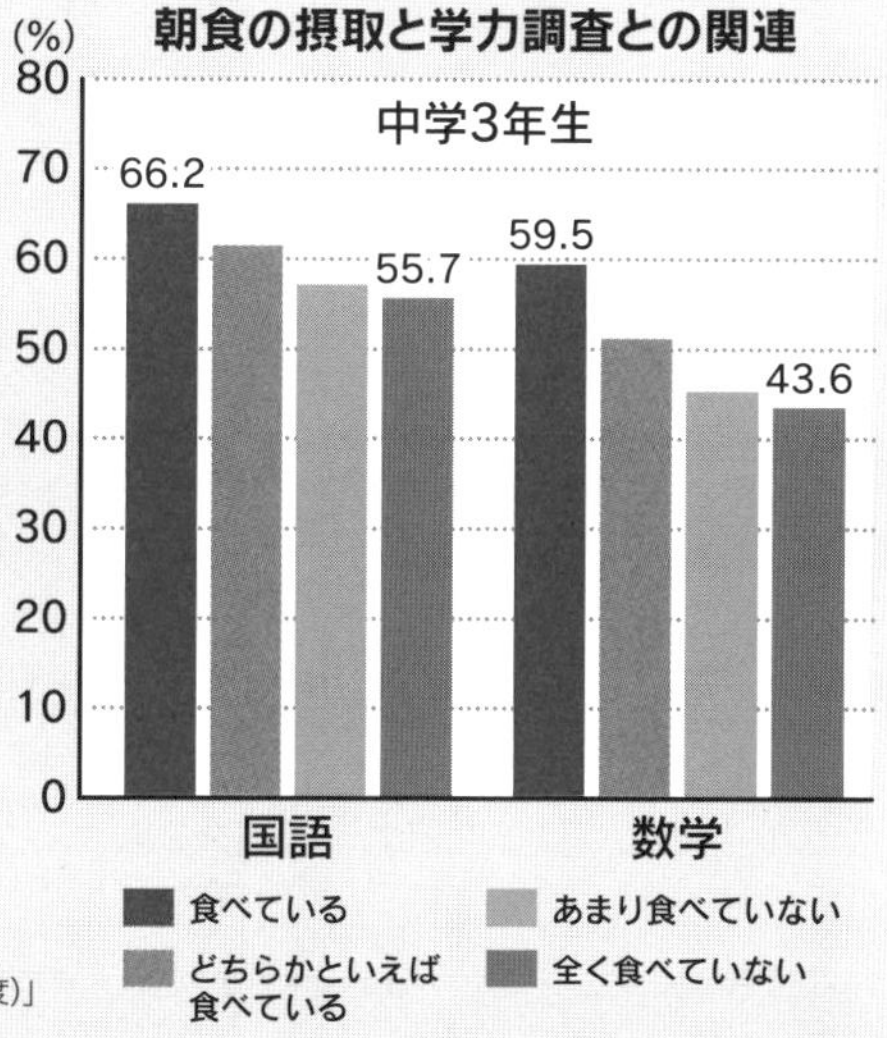

＊「朝食を食べていますか」という質問に対しての回答。
出典：文部科学省「全国学力・学習状況調査（令和3年度）」

成人期（20〜64歳）

外食は単品よりも定食形式を

青年・壮年期（20〜39歳）は、人との関わりが広がる時期です。忙しさから不規則な生活になりがちで、食事への配慮が足りないことも多くなります。「国民健康・栄養調査（令和元年）」によると、20歳代で週1回以上外食を利用している人の割合は男性66・9％、女性56・6％で、ほかの年代よりも高くなっています。

外食は、丼物や麺類などの単品料理を選ぶと糖質や脂質、食塩が多くなりがちです。**複数の料理が食べられる定食形式のものを選びましょう。**単品料理には、サラダやおひたしなど副菜を追加すると、ビタミンやミネラルを補えます。乳製品や果物などもとりましょう。

献立を工夫して肥満を防ぐ

中年期（40〜64歳）は社会的に充実している時期ですが、夜遅い食事や過度の飲酒など食生活が乱れがちです。肥満からくる生活習慣病が増える時期でもあるので注意しましょう。

脂質の多い揚げ物などは、続けてとらないようにし、肉料理が続いたら翌日は魚や大豆料理にするなど、たんぱく質のとり方に気をつけましょう。野菜や海藻、きのこなどを使った副菜は毎食1〜2皿とるようにします。野菜は旬のものを使うと、季節感も楽しめます。

また、味の濃いものは食塩（食塩相当量）のとりすぎにつながるので、**だしのうまみなども活用して薄味を心がけます。**

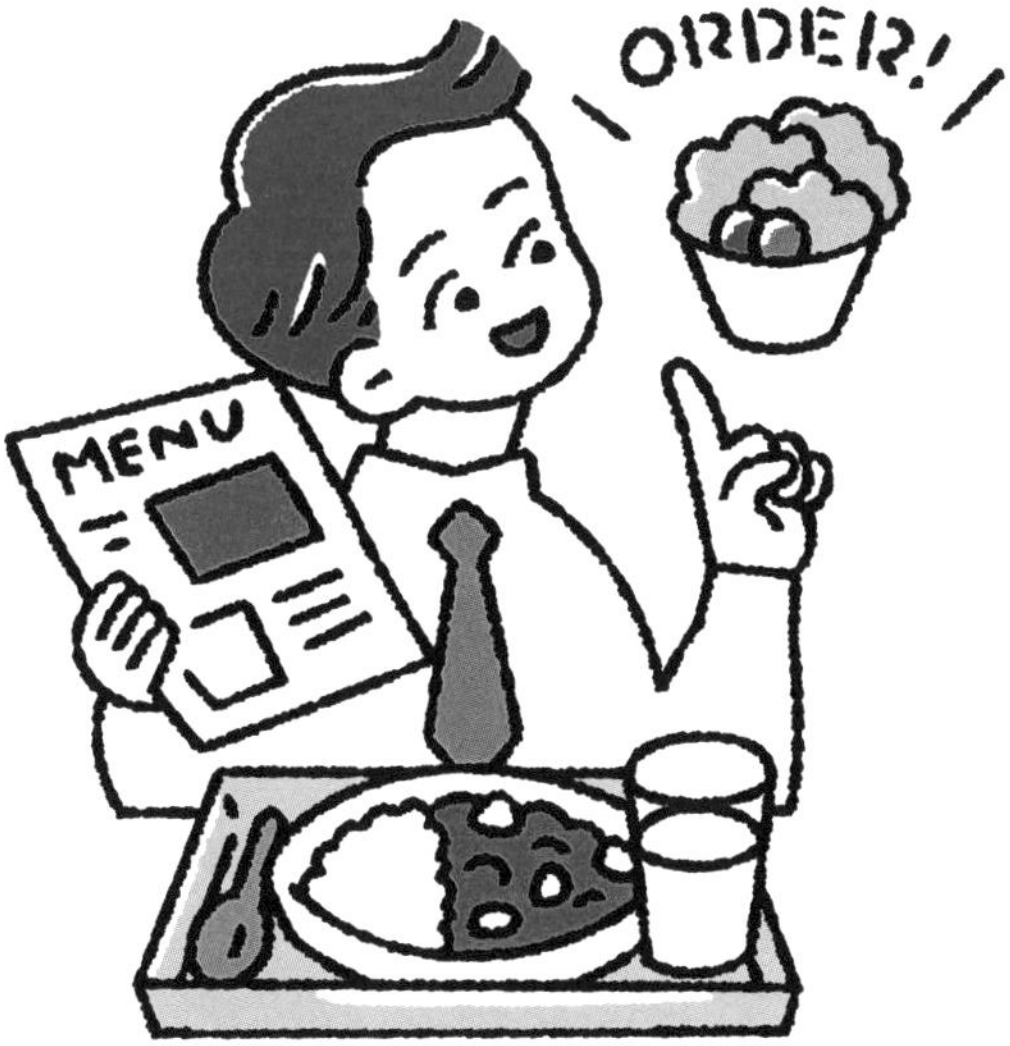

単品料理を注文するときは副菜も加える

外食を利用するときは、野菜の多いメニューを意識してみましょう。ラーメンは五目ラーメンにしたり、丼物はおひたしや和え物を加えたりしてビタミンやミネラルをとりましょう。

60歳代は男女とも食塩の摂取量が多い

20歳以上の性別・年代別の食塩摂取量の1日の平均値をみると、男女とも60歳代が最も多く、男性は11.5g、女性は10.0gでした。成人男性の食塩の目標量は1日7.5g未満、女性は6.5g未満ですから、かなり上回っています。食塩のとりすぎは高血圧症の発症要因となるので、調味料の使いすぎや加工食品のとりすぎに注意しましょう。

食塩摂取量の平均値（20歳以上）

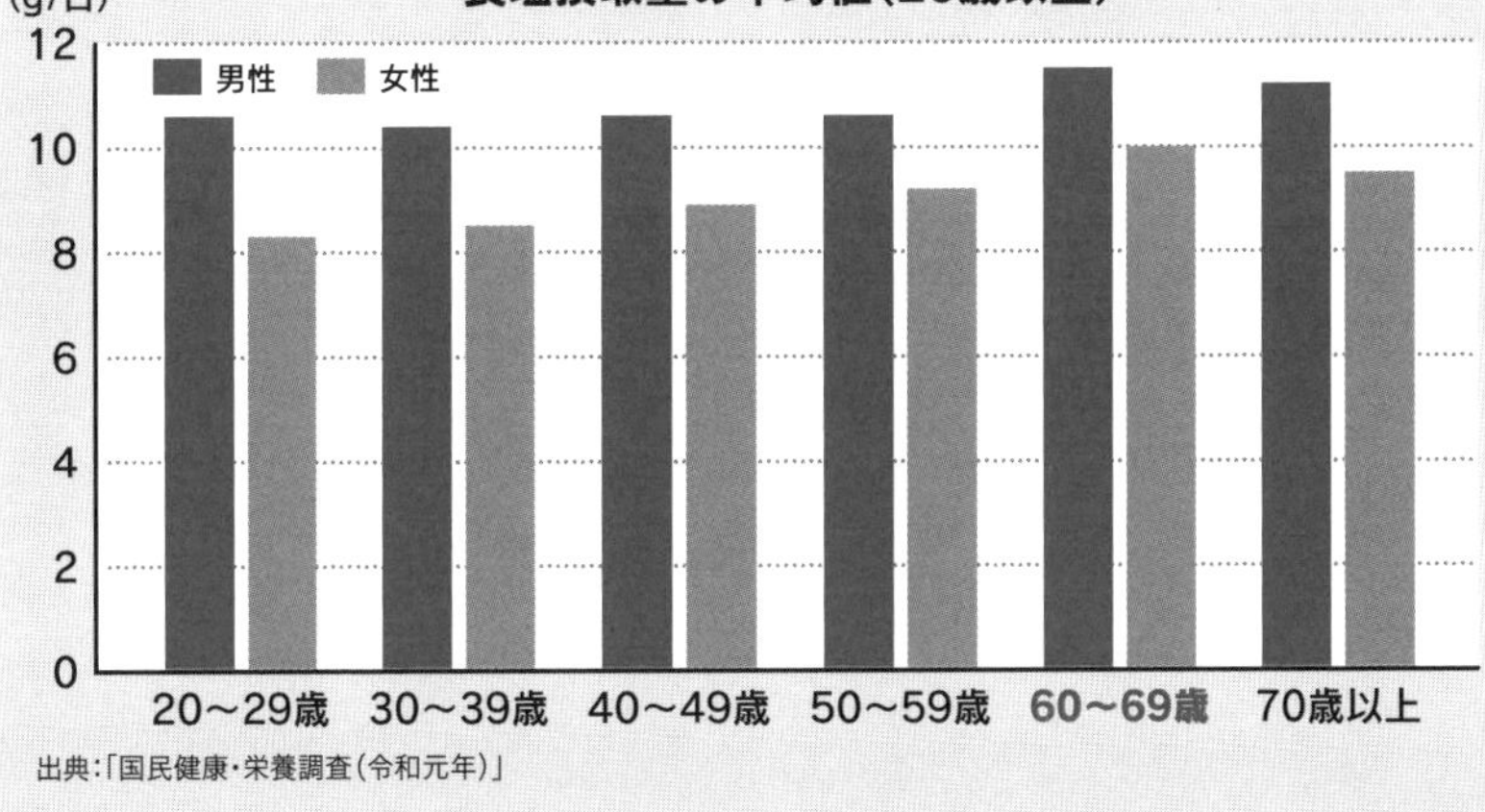

出典：「国民健康・栄養調査（令和元年）」

高齢期（65歳以上）

低栄養対策が重要

高齢期は健康寿命をのばすために、栄養管理が大切になる時期です。肥満などで生活習慣病の管理が必要な人もいますが、食欲が低下して低栄養（エネルギーやたんぱく質などが不足した状態）になってしまう人も少なくありません。

加齢によって身体機能が低下し、さまざまな健康障害が起こりやすくなることを**フレイル**といい、低栄養はフレイルの引き金になります。

フレイルを防ぐには1日3食しっかりとり、そのうち2回以上は主食、主菜、副菜のそろった献立を食べることが推奨されています。* 栄養素は相互に関わりながら作用するので、多様な食品をとりましょう。

たんぱく質、ビタミンDを積極的に

介護予防の観点からも、筋肉量を維持することは大切です。エネルギー摂取量が不足すると、体内にあるたんぱく質がアミノ酸に分解されて、そのアミノ酸がエネルギー源として利用されてしまいます。また、たんぱく質の摂取量が不足すると、**筋肉量が減少**するので、高齢期はたんぱく質をとることが大切です。かむ力や飲み込む力が低下して肉類などが食べにくい場合は、薄切り肉などを使って食べやすくしましょう。

また、ビタミンDはカルシウム代謝や骨代謝に密接に関わり、高齢期の**骨粗鬆症の予防**にも役立ちます。さらにビタミンDは、筋肉を維持する効果もある可能性が示唆されています。

＊出典：厚生労働省「食べて元気にフレイル予防」

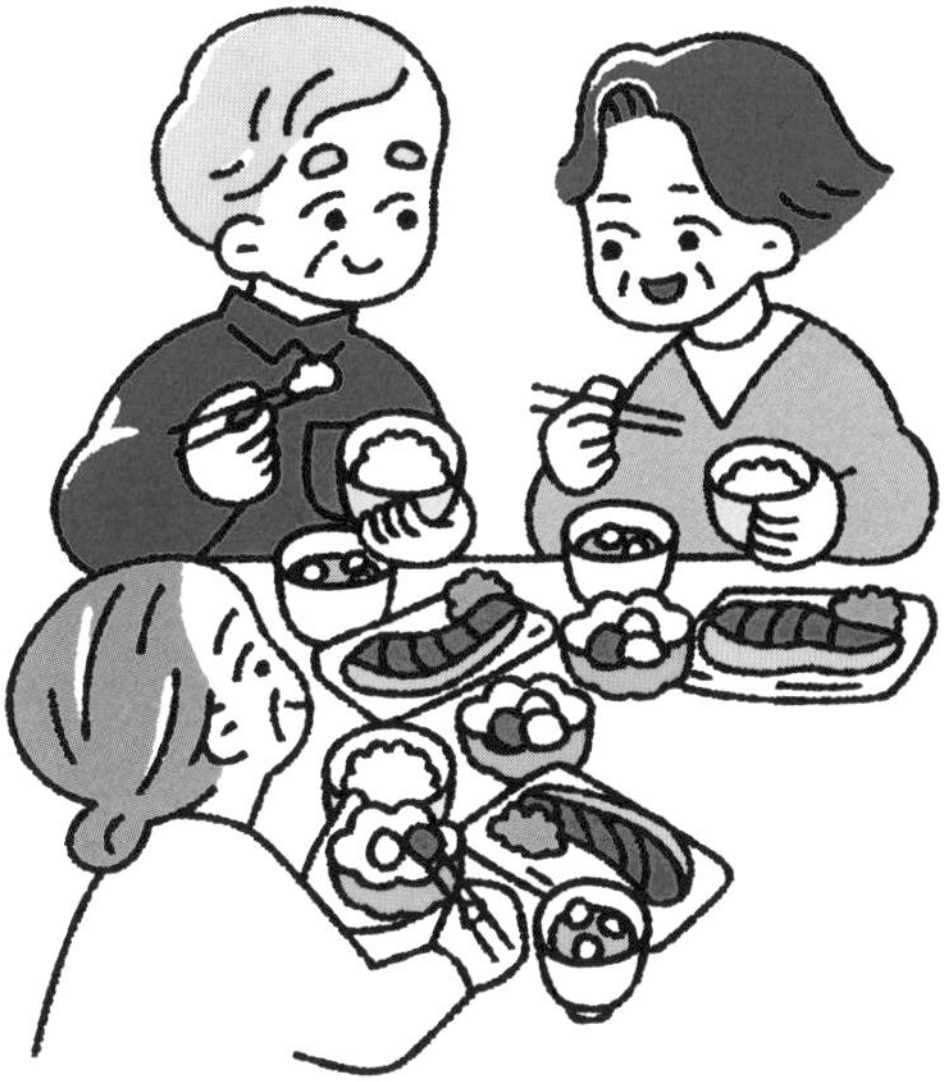

共食をしている人は多様な食品を摂取している

ひとり暮らしの高齢者で、だれかと一緒に食事をとる「共食」をする頻度が月1回以上の人は、月1回未満の人と比べて、いろいろな食品を摂取しているという調査結果があります。共食のほうが、会話も多くなります。

出典：農林水産省「『食育』ってどんないいことがあるの？」

低栄養傾向にあるのは女性のほうが多い

高齢者が低栄養になる要因には、食欲の低下や嗅覚、味覚障害など加齢によるもの、消化管の問題などの疾病による要因、さらに独居や孤独感などの社会的要因や、認知機能障害などの精神的・心理的な要因などがあげられます。65歳以上で「低栄養傾向（BMI≦20kg/㎡）」にある人は、男性よりも女性のほうが多くなっています。

＊低栄養傾向：要介護や総死亡数リスクが統計学的に有意に高くなるBMI20以下を指標としている。

低栄養傾向の人（BMI≦20kg/㎡）の割合（65歳以上）

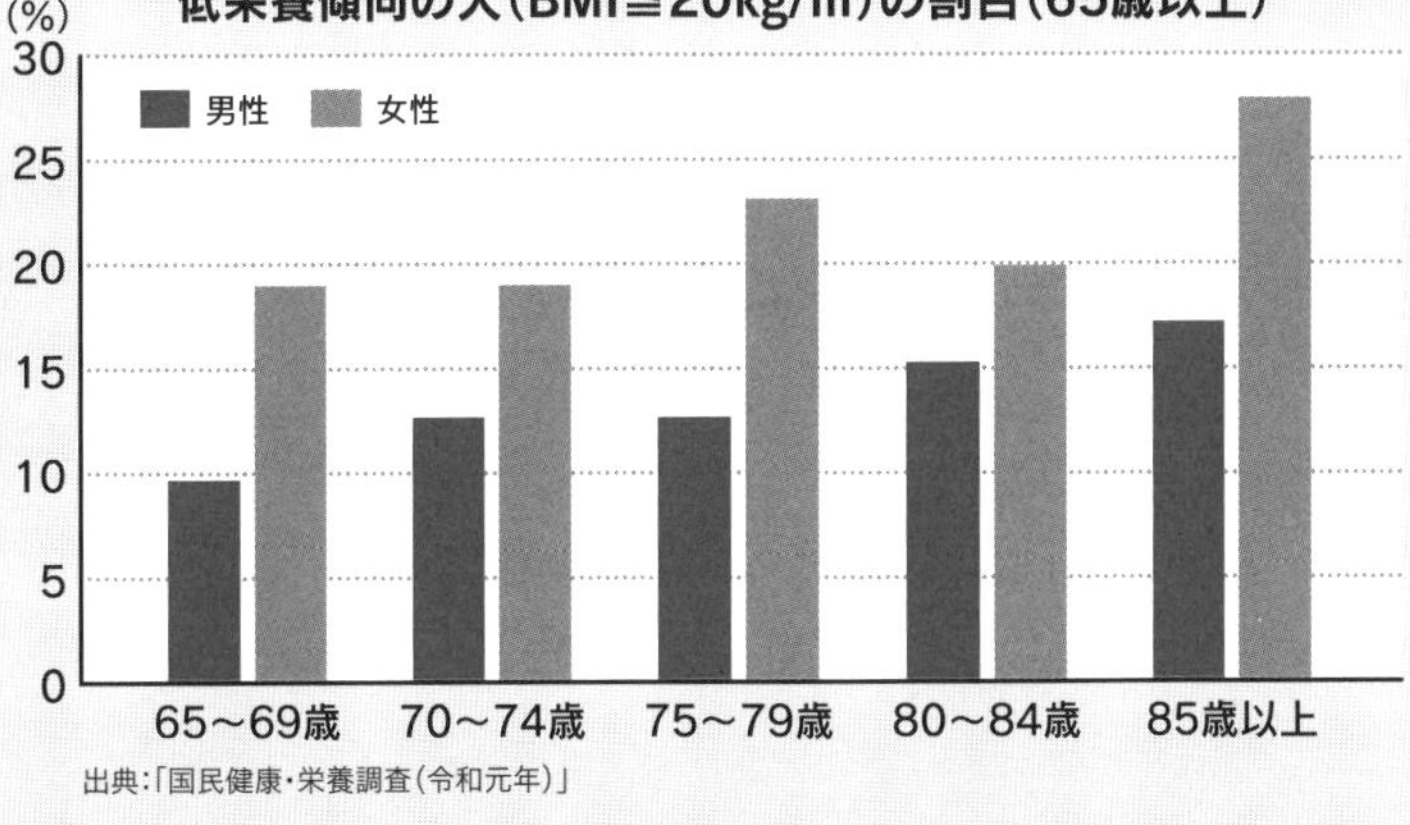

出典：「国民健康・栄養調査（令和元年）」

注目される機能性成分

健康の維持や増進に関わる機能があるとして、注目されている食品の成分を紹介します

食品の三次機能を担う成分

食品の機能は、次の3つに分けられます。

◉一次機能……エネルギーや栄養素を供給する機能。

◉二次機能……味やにおい、歯応えなど食品のおいしさに関わる機能。

◉三次機能……栄養補給やおいしさとは別に、健康の維持や増進、生活習慣病の予防や回復に関わる機能。一般にいう機能性成分とは、この三次機能を担う食品中の成分のことを指します。

現在、機能性成分の効果に期待し、さまざまな健康食品が開発されています。その中で保健機能食品は、国が定めた安全性や有効性に関する基準などにしたがって、食品の機能が表示されています。

保健機能食品には「特定保健用食品（トクホ）」「栄養機能食品」「機能性表示食品」の3種類があり、これ以外の食品は、食品の機能を表示することができません。

保健機能食品は表示の確認を

保健機能食品の中には、科学的な根拠に基づいた検討が十分行われていないものも少なくありません。保健機能食品は薬でないうえに、多く摂取したからといって期待できる効果が増すわけでもありません。保健機能食品を利用する際は、表示内容を確認してから摂取を検討するようにしましょう。

ビタミン様物質

ビタミン様物質は、ビタミンと似た働きをする成分です。しかし、ビタミンとは異なり、体内で合成することができ、栄養素として必ずしも摂取する必要はありません。

イノシトール	体内でグルコース（ブドウ糖）から合成され、細胞膜の構成成分になります。脂質の代謝に関わり、脂肪肝の予防などが期待されています。 **含まれている食品**▶オレンジ、すいか、穀類など
カルニチン	体内でアミノ酸から合成される成分です。脂質の代謝を助ける働きがあるとされています。 **含まれている食品**▶肉類の赤身、あさり、さんまなど
コエンザイムQ10（ユビキノン）	体内で産生され、細胞の中のミトコンドリアに多く存在しています。エネルギーの産生を助ける働きがあるとされています。別名「ビタミンQ」。 **含まれている食品**▶いわし、さば、牛肉、豚肉など
コリン	リン脂質の構成成分として細胞膜に含まれています。神経伝達物質の「アセチルコリン」の成分で、血圧を下げる作用などが期待されています。 **含まれている食品**▶卵、レバー、大豆など
パラアミノ安息香酸《あんそくこうさん》	葉酸の構成成分になり、皮膚の健康状態を保つ働きがあるとされています。 **含まれている食品**▶レバー、玄米、卵など
ビタミンP	抗酸化作用があり、動脈硬化や脳出血などの予防が期待されています。単一の物質ではなく、フラボノイド（ポリフェノールの一種）と呼ばれる一連の化合物の混合物です。 **含まれている食品**▶みかん、レモン、グレープフルーツ、さくらんぼなど
ビタミンU	キャベツから発見された成分で、別名は「キャベジン」です。胃酸の分泌を抑え、胃潰瘍や十二指腸潰瘍の予防などが期待されています。 **含まれている食品**▶キャベツ、レタス、セロリ、青のりなど
α-リポ酸	細胞の中のミトコンドリアに存在し、主に糖質の代謝に関与しているとされています。また、抗酸化作用があります。別名「チオクト酸」。 **含まれている食品**▶レバー、ほうれん草、ブロッコリーなど

ポリフェノール

ポリフェノールは、植物の葉や茎、樹皮、果皮などに含まれている色素で、苦味のあるものが多くあります。β-カロテンやビタミンC、ビタミンEなどと同じように抗酸化作用があります。

アントシアニン	花や果実などの赤や紫、青色などを示す色素成分で、さまざまな種類があります。眼精疲労の回復などが期待されています。 **含まれている食品**▶ブルーベリー、ぶどう、紫玉ねぎ、赤じそなど
イソフラボン	女性ホルモンのエストロゲンと似ている働きがあります。骨の健康維持に役立つことが期待されています。 **含まれている食品**▶大豆、大豆製品など
カカオ ポリフェノール	カカオ豆の成分であるカカオマスに含まれています。腸内環境の改善、糖質や脂質代謝の改善などが期待されています。 **含まれている食品**▶チョコレート（カカオマスを含んでいないものもあるので注意）、ココアなど
カテキン	茶に含まれている苦味成分です。体脂肪の低減作用や抗菌・抗ウイルス作用などがあるとされています。 **含まれている食品**▶緑茶、ほうじ茶、紅茶、ウーロン茶など
クルクミン	ウコンなどに含まれる黄色の色素。カレーのスパイスとしてよく使用されています。肝機能の改善作用などが期待されています。 **含まれている食品**▶ターメリック（ウコンの根茎を乾燥させたあと粉末にしたもの）など
クロロゲン酸	コーヒーなどに含まれている苦味成分です。体脂肪の低減作用や血圧改善作用があるとされています。 **含まれている食品**▶コーヒー、さつまいも、じゃがいも、ごぼうなど
ケルセチン	玉ねぎなどに含まれる茶色の色素成分で、ビタミンP（235ページ参照）に属しています。抗炎症作用などが期待されています。 **含まれている食品**▶玉ねぎ、ブロッコリー、レタス、りんごなど
ショウガオール	しょうがに含まれる辛味成分です。寒い季節や冷房条件下で、末梢の体温を維持する作用などがあるとされています。 **含まれている食品**▶しょうが
セサミン	ごまに含まれ、抗酸化作用を有するゴマリグナンという成分の一種です。コレステロール値の改善などが期待されています。 **含まれている食品**▶ごま

テアフラビン	紅茶やウーロン茶の渋味成分で、赤や褐色の色素成分です。抗酸化作用のほかに、抗ウイルス作用も期待されています。 **含まれている食品**▶紅茶、ウーロン茶など
ナスニン	なすの皮に含まれている紫色の色素成分です。抗がん作用や眼精疲労の改善などが期待されています。 **含まれている食品**▶なす
ナリンギン	柑橘類に含まれる苦味成分です。血糖値の上昇を抑える作用などが期待されています。 **含まれている食品**▶グレープフルーツ、はっさくなど
フェルラ酸	植物の細胞膜の成分で、紫外線の吸収作用があります。日焼けや日光を長年浴びることによって起こるシミやしわの予防などが期待されています。 **含まれている食品**▶米ぬか、小麦、大麦など
ヘスペリジン	柑橘類の果皮や薄皮に多く含まれています。ケルセチンなどと同様、ビタミンPに属しています。血圧を下げる作用や脂質代謝の改善作用などが期待されています。 **含まれている食品**▶青みかん、ゆずなど
ルチン	ビタミンPに属しています。血圧を下げる作用、抗炎症作用などが期待されています。 **含まれている食品**▶そば、いちじく、グレープフルーツ、トマトなど
ルテオリン	野菜に含まれる黄色の成分です。炭水化物の代謝促進作用、尿酸値を下げる作用などが期待されています。 **含まれている食品**▶セロリ、ブロッコリー、ピーマンなど

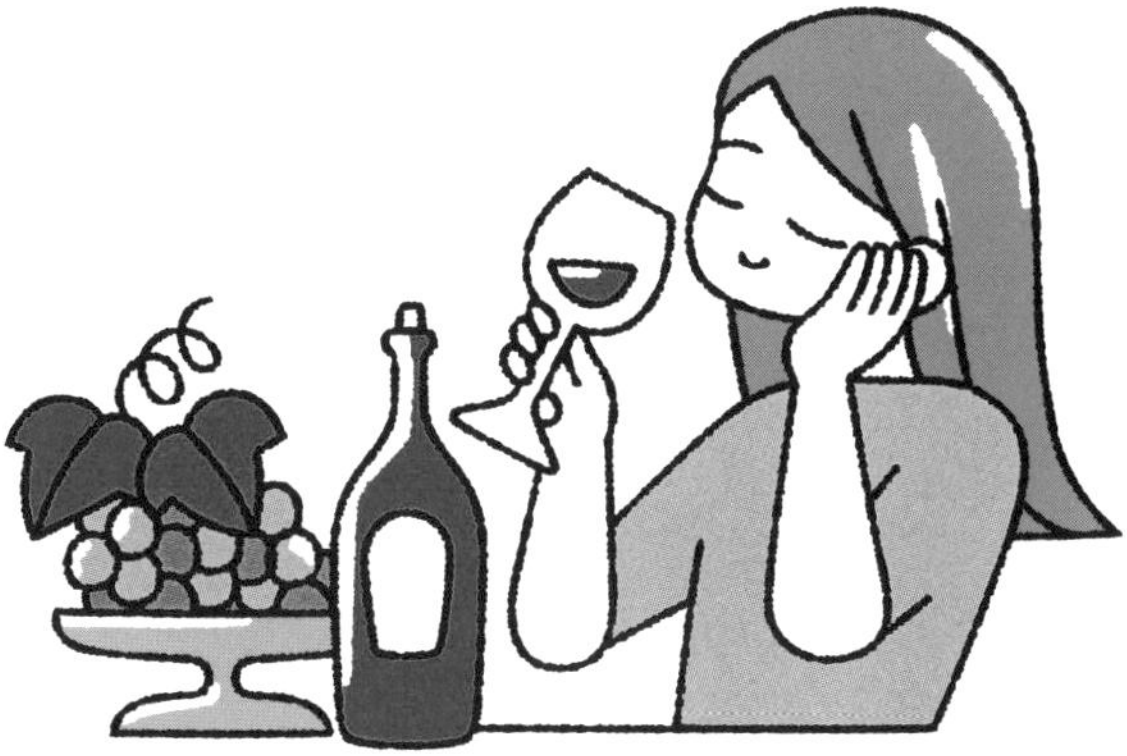

カロテノイド

カロテノイドは、黄色、オレンジ色、赤色の鮮やかな色素成分で、カロテン類とキサントフィル類に分類できます。植物だけでなく、動物性食品にも含まれている成分で、抗酸化作用があります。

α-・β-・γ-カロテン	カロテン類の一種。野菜や果物に含まれるオレンジ色の色素成分です。動脈硬化の予防や抗がん作用などが期待されています。 **含まれている食品**▶緑黄色野菜、にんじん、かぼちゃなど
アスタキサンチン	キサントフィル類の一種。主に魚介類に含まれる赤い色の成分です。眼精疲労の回復を早める作用などが期待されています。 **含まれている食品**▶さけ、えび、かに、イクラなど
カプサンチン	キサントフィル類の一種。植物に含まれる赤色の色素成分です。動脈硬化の予防や抗がん作用などが期待されています。 **含まれている食品**▶赤唐辛子、赤パプリカ、赤ピーマンなど
β-クリプトキサンチン	キサントフィル類の一種。柑橘類などに含まれるオレンジ色の色素成分です。骨の健康維持に役立つことが期待されています。 **含まれている食品**▶柑橘類、柿、あんずなど
フコキサンチン	キサントフィル類の一種。海藻や貝に含まれている色素で、肥満の予防や改善に働くとされています。 **含まれている食品**▶こんぶ、わかめ、ひじき、かきなど
リコピン	カロテン類の一種。植物性食品に含まれる赤色の色素成分です。血圧調節作用や抗がん作用などが期待されています。 **含まれている食品**▶トマト、すいか、柿など
ルテイン	キサントフィル類の一種。野菜や卵黄などに含まれる黄色の色素成分です。目の機能をサポートする作用などがあるとされています。 **含まれている食品**▶かぼちゃ、とうもろこし、卵黄、ほうれん草など

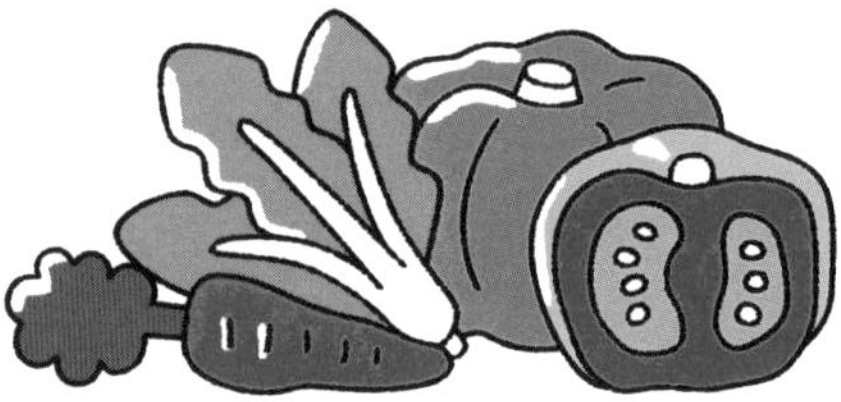

硫黄化合物など

機能性成分には、乳酸菌や硫黄を含む化合物などもあります。

イソチオシアネート	硫黄を含む化合物です。抗酸化作用があり、抗がん作用などが期待されています。 **含まれている食品**▶キャベツ、ブロッコリー、大根など
イヌリン	水溶性食物繊維の一種です。血糖値の上昇を抑えたり、中性脂肪を抑えたりする作用があるとされています。 **含まれている食品**▶きくいも、ごぼう、玉ねぎなど
オリゴ糖	大豆オリゴ糖、フラクトオリゴ糖などの種類があります。便秘の改善や腸内細菌を整える作用などがあるとされています。 **含まれている食品**▶大豆、はちみつ、アスパラガス、にんにくなど
キシリトール	糖質を還元してできた糖アルコールの一種です。白樺の木から発見された成分で、むし歯の予防に役立つとされています。 **含まれている食品**▶キシリトール配合のガムなど
キトサン	甲殻類の殻に含まれる不溶性食物繊維です。血中コレステロールを低下させる作用などが期待されています。 **含まれている食品**▶えびやかにの殻
γ-アミノ酪酸	神経伝達物質として作用するアミノ酸の一種です。血圧の上昇を抑制したり、ストレスを緩和したりする効果などが期待されています。別名GABA（ギャバ）。 **含まれている食品**▶玄米、発芽玄米、トマトなど
ビフィズス菌	乳酸菌の一種で、人の腸内にも存在します。腸内環境を整え、下痢や便秘の予防・改善に働くとされています。 **含まれている食品**▶ヨーグルト、乳酸菌飲料など
ペクチン	野菜や果物に含まれる水溶性食物繊維です。ゼリー化するのでジャムに利用されています。整腸作用などがあるとされています。 **含まれている食品**▶レモン、オレンジ、りんご、バナナなど
β-グルカン	グルコース（ブドウ糖）を含む多糖類の一種で、水溶性食物繊維です。血中コレステロールの正常化や抗がん作用などが期待されています。 **含まれている食品**▶しいたけ、まいたけ、オーツ麦、大麦など
硫化アリル	硫黄を含む化合物で、玉ねぎの催涙成分やにんにくの香り成分です。食欲の増進作用や、ビタミンB_1の吸収促進作用などがあるとされています。 **含まれている食品**▶玉ねぎ、ねぎ、にんにく、にらなど

監修

五関正江（ごせき・まさえ）

日本女子大学家政学部食物学科教授。博士（歯学）・管理栄養士。日本女子大学大学院家政学研究科食物・栄養学専攻（修士課程）修了。1981年、東京医科歯科大学（歯学部、生化学教室）に勤務。1989年、同大学にて歯学博士の学位を取得。1998年、日本女子大学家政学部食物学科生理学研究室主任の専任講師として勤務。2009年、同学科栄養学研究室主任、教授として現在に至る。

■ 主な参考文献・WEBサイト

伊藤貞嘉・佐々木敏監修『日本人の食事摂取基準（2020年版）』第一出版／新しい食生活を考える会編著『食品解説つき八訂準拠ビジュアル食品成分表』大修館書店／上西一弘著『食品成分最新ガイド栄養素の通になる第5版』女子栄養大学出版部／中村宜督著『食品でひく機能性成分の事典』女子栄養大学出版部／吉田企世子・松田早苗監修『正しい知識で健康をつくるあたらしい栄養学』高橋書店

- 国民健康・栄養調査（厚生労働省）
  https://www.mhlw.go.jp/bunya/kenkou/kenkou_eiyou_chousa.html
- e-ヘルスネット（厚生労働省）
  https://www.e-healthnet.mhlw.go.jp
- 日本ビタミン学会
  https://www.vitamin-society.jp

スタッフ

デザイン	佐藤秀紀
イラスト	あなんよーこ
校正	くすのき舎
編集協力	株式会社フロンテア

上手にとって健康に！

ビタミン・ミネラルがよくわかる本

2023年7月10日　初版第1版発行

発行者	佐藤秀
発行所	株式会社つちや書店 〒113-0023　東京都文京区向丘1-8-13 電話 03-3816-2071　FAX 03-3816-2072 HP http://tsuchiyashoten.co.jp/ E-mail info@tsuchiyashoten.co.jp
印刷・製本	日経印刷株式会社

落丁・乱丁は当社にてお取替えいたします。